辽宁省优秀自然科学著作

中医护理适宜技术实用手册

马影蕊　董　岩　主编

辽宁科学技术出版社

沈 阳

图书在版编目（CIP）数据

中医护理适宜技术实用手册/马影蕊，董岩主编. —沈阳：
辽宁科学技术出版社，2024.3
（辽宁省优秀自然科学著作）
ISBN 978-7-5591-1453-2

Ⅰ. ①中…　Ⅱ. ①马…　②董…　Ⅲ. ①中医学—护理
学—技术操作规程　Ⅳ. ①R248-65

中国版本图书馆 CIP 数据核字（2020）第 006238 号

出版发行：辽宁科学技术出版社
　　　　　（地址：沈阳市和平区十一纬路 25 号　邮编：110003）
印　刷　者：辽宁新华印务有限公司
幅面尺寸：185 mm×260 mm
印　　张：18.75
字　　数：450 千字
出版时间：2024 年 3 月第 1 版
印刷时间：2024 年 3 月第 1 次印刷
责任编辑：郑　红　邓文君
封面设计：李　嵘
责任校对：栗　勇

书　　号：ISBN 978-7-5591-1453-2
定　　价：150.00 元

联系电话：024-23284526
邮购热线：024-23284502
http://www.lnkj.com.cn

编委会名单

前　言

十八大以来，国家制定了一系列保护、扶持、发展中医药的方针政策，同时，《全国护理职业发展规划》（2016—2020）中也明确指出中医医疗机构要积极开展辨证施护和中医特色专科护理，创新中医护理模式，提升中医护理水平，充分发挥中医护理在预防、保健、康复中的特色和优势。作为辽宁省一家三级甲等中医院，辽宁中医药大学附属医院积极响应政策，紧紧围绕"以患者为中心"创建具有中医特色的整体护理，大力开展中医适宜护理技术。

为使中医适宜护理技术管理更为标准化、规范化，使护理人员在临床应用中有章可循，有据可查，同时也为确保护理工作的安全性，编者带领护理团队编写了《中医护理适宜技术实用手册》一书。此书以《中医医疗技术手册》《中医护理常规技术操作规程》《中医护理常规及技术操作》及《中医护理技术操作实训》为依据，结合临床实践，总结、梳理出44项中医护理适宜技术，按技术种类分为8章，共44个章节。每项技术主要包括定义、历史溯源、适应范围、禁忌证、评估、物品准备、操作方法、操作流程、评分标准、注意事项及案例分享等几大部分。既有理论依据，又有具体操作。同时，在物品准备及案例分享中配有图片，内容全面，图文并茂，易于理解，具有可操作性强、临床实际应用价值高的特点。

在本书编写过程中，各位编者不断地收集整理资料，注重细节、反复修订，并组织相关专家多次进行审核修改，力求能够真正结合临床并适用于临床。

受时间及专业水平的限制，在编写过程中难免有疏漏或不当之处，望护理同人及广大读者不吝赐教。

编　者

2023 年 5 月

目　录

第一章　针类技术

第一节　杵针技术 …………………………………………………………… 003

第二节　揿针技术 …………………………………………………………… 013

第三节　腕踝针技术 ………………………………………………………… 019

第四节　耳尖放血技术 ……………………………………………………… 024

第五节　穴位注射技术 ……………………………………………………… 029

第二章　灸类技术

第一节　悬灸技术 …………………………………………………………… 037

第二节　隔物灸技术 ………………………………………………………… 043

第三节　麦粒灸技术 ………………………………………………………… 048

第四节　雷火灸技术 ………………………………………………………… 054

第五节　督脉灸技术 ………………………………………………………… 059

第六节　脐灸技术 …………………………………………………………… 066

第七节　任脉灸技术 ………………………………………………………… 072

第三章　敷熨熏浴类

第一节　中药热奄包技术 …………………………………………………… 083

第二节　中药热熨敷技术 …………………………………………………… 089

第三节　中药湿热敷技术 …………………………………………………… 094

第四节　中药冷敷技术 ……………………………………………………… 100

第五节　中药穴位敷贴技术 ………………………………………………… 106

第六节　中药敷胸技术 ……………………………………………………… 111

第七节　中药面膜技术 ……………………………………………………… 116

第八节　中药熏蒸技术 ……………………………………………………… 122

第九节　TDP 神灯照射中药熏药技术 ·················· 128
第十节　中药泡洗技术 ···································· 134
第十一节　中药淋洗技术 ·································· 140
第十二节　中药足浴技术 ·································· 145
第十三节　中药涂药技术 ·································· 151

第四章　拔罐类技术

第一节　拔火罐技术 ······································ 159
第二节　平衡火罐技术 ···································· 170
第三节　药罐（中药竹罐）技术 ·························· 176

第五章　推拿类技术

第一节　经穴推拿技术 ···································· 185
第二节　小儿推拿技术 ···································· 190

第六章　刮痧类技术

第一节　刮痧技术 ·· 197
第二节　头面部刮痧技术 ·································· 205
第三节　虎符铜砭刮痧技术 ································ 212

第七章　功法类技术

第一节　十八段锦 ·· 221
第二节　六字诀 ·· 232
第三节　经络养生操 ······································ 239
第四节　眩晕操 ·· 247
第五节　降压操 ·· 254

第八章　其他类技术

第一节　耳穴贴压技术 ···································· 263
第二节　眼周压豆技术 ···································· 268
第三节　中药超声雾化吸入技术 ···························· 273
第四节　中药灌肠技术 ···································· 278
第五节　中药蜡疗技术 ···································· 284
第六节　中药离子导入技术 ································ 288

第一章　针类技术

第一节 杵针技术

一、定义

杵针技术是用杵针器具在经络腧穴的皮肤上进行不同的手法治疗，不刺入皮肤、肌肉之内，以调理气血，疏通经络，扶正祛邪，从而达到防病治病的一种治疗方法。

二、历史溯源

杵针技术是李氏家族入川始祖李尔绯老太公少年时师从武当山岩居道士如幻真人十三载学到的。该疗法为历代医经所未载，《道藏》典籍亦未见记述，它的原型为道家养生导引之辅助工具。在秘传过程中，只是口授其方法，无文字记载。然而其学术思想源于羲黄古易，其辨证、立法、取穴、布阵，多寓有《周易》《阴符》、理、气、象、数之意，和中医学理论水乳交融。自尔绯老太公算起，已传十六代。李仲愚老师少年时得其叔祖父秘传，行医后引为医用，经李老六十余年的精深研究，现已发展为一种独特的治病方法。

三、适应范围

（1）感冒、咳嗽、哮喘。

（2）呕吐、呃逆、噎膈、胃脘痛、腹痛、胁痛、水肿、便秘、泄泻、痢疾、脱肛。

（3）心痛、不寐、痫证、中风、头痛、面瘫。

（4）项痹病、腰痛、落枕、肩凝症、膝痹、扭伤。

（5）月经不调、痛经、带下病、缺乳、不孕。

（6）小儿泄泻、遗尿、小儿夜啼、急惊风、慢惊风、顿咳。

（7）乳痈、肠痈、丹毒、痔疮。

（8）压痛、咽喉肿痛、耳鸣、耳聋、迎风流泪、近视。

四、禁忌证

（1）急、慢性传染病，如麻疹、肺结核、脊髓灰质炎者禁用本疗法。

（2）骨科疾病，如骨折、关节脱位、骨关节结核、骨肿瘤、骨髓炎者禁用本疗法。

（3）严重心脏、肝脏、肾脏疾病者禁用本疗法。

（4）恶性肿瘤、严重贫血，或久病体弱、极度虚弱者禁用本疗法。

（5）血小板减少性紫癜，或过敏性紫癜、血友病者禁用本疗法。

（6）女性在月经期、妊娠期间，腹、腰、骶部禁用本疗法。

（7）小儿囟门未合者禁用本疗法。

（8）皮肤有感染疮疖、溃疡、瘢痕部位禁用本疗法。

五、评估

（1）评估患者临床表现、既往史、体质及对疼痛的耐受程度。

（2）评估局部皮肤有无破损、溃疡、瘢痕。

（3）评估患者是否空腹，在月经期、妊娠期。

六、物品准备

器具与材料：杵针工具（七曜混元杵、五星三台杵、金刚杵、奎星笔（图 1-1））、75%酒精、无菌棉签、棉签棍、弯盘、毛巾。

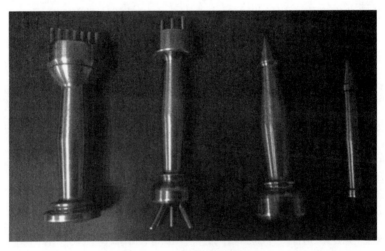

图 1-1　杵针技术所需备品

七、操作方法

（1）核对解释：核对患者身份，介绍自己，向患者说明杵针疗法的目的、注意事项，以取得合作。

（2）环境准备：关闭门窗，避风保暖，室内温度与湿度适宜，必要时屏风遮挡。

（3）评估患者：观察局部皮肤有无破损、溃疡、瘢痕，询问患者临床表现、既往史。是否空腹，在月经期、妊娠期，对疼痛的耐受程度。患者心理状况是否良好。

（4）患者体位：选取能够充分暴露取穴部位皮肤的体位，如坐位、仰卧位、俯卧位、侧卧位等，注意保暖。

（5）遵医嘱选取穴位。

（6）根据疾病的性质及部位选择施杵的工具，用 75%酒精消毒杵针工具。

（7）根据疾病的性质选择施杵的手法、治疗时间、高度、角度、轻重、徐疾，详见图 1-2。

（8）询问患者杵针感，有无不适，观察病情及局部皮肤颜色变化，调节手法。

（9）施杵结束，协助患者穿衣，安置舒适体位。

（10）治疗时间及疗程：遵医嘱治疗，每日 1 次，5 日为 1 个疗程，疗程间休息 2 日，共治疗 4 个疗程。治疗满 4 个疗程后评定疗效。

八、操作流程

杵针技术操作流程见图 1-2。

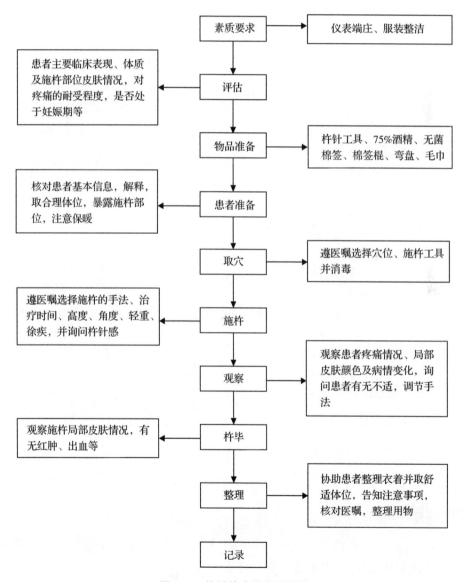

图 1-2　杵针技术操作流程图

九、评分标准

杵针技术操作考核评分标准见表 1-1。

表 1-1　杵针技术操作考核评分标准

项目	总分	技术操作要求	评分等级			
			A	B	C	D
素质要求	2	仪表端庄，服装整洁	2	1	0	0
评估	10	患者主要临床表现、体质及施杵部位皮肤情况，对疼痛的耐受程度，是否处于月经期及妊娠期等	4	3	2	1
		解释操作目的及方法	3	2	1	0
		宣教内容正确	3	2	1	0
物品准备	5	洗手，戴口罩	2	1	0	0
		备齐并检查用物，按顺序放置	3	2	1	0
安全与舒适	8	环境清洁、光线明亮	2	1	0	0
		核对医嘱	3	2	1	0
		患者体位舒适、安全	3	2	1	0
操作过程	55	核对医嘱	4	3	2	1
		选择施杵工具并消毒	3	2	1	0
		选择施杵穴位	5	4	3	2
		遵医嘱选择施杵的手法	8	6	4	2
		遵医嘱选择施杵的治疗时间、高度、角度	8	6	4	2
		遵医嘱选择施杵的轻重、徐疾	5	4	3	2
		询问杵针感	5	4	3	2
		观察局部皮肤及病情，询问患者有无不适	5	4	3	2
		施杵完毕，观察皮肤情况	2	1	0	0
		告知相关注意事项	5	4	3	2
		协助患者整理衣着并取舒适体位，整理床单位	3	2	1	0
		再次核对医嘱	2	1	0	0
操作后	5	整理用物，洗手	3	2	1	0
		记录，签名	2	1	0	0
评价	5	技术熟练、动作轻巧、人文关怀	5	4	3	2
理论提问	10	回答正确、全面	10	8	6	4

十、注意事项

（1）治疗前出示杵针工具，说明杵针治疗无痛、无创伤，以消除患者的紧张情绪。总之，以患者神情安静、肌肉松弛、体位舒适为宜。

（2）患者过于饥饿、疲劳时不宜立即作杵针治疗。

（3）行杵时，医者应当全神贯注，使杵力均匀，行杵有度。

（4）乳根、食窦、头面部诸穴，均不宜用杵针重杵。

（5）头面五官及四肢末端面积小的腧穴，只宜用奎星笔（或金刚杵）行点叩、开阖手法，一般不做运转、分理手法。

（6）杵针治疗时要防止损伤皮肤，挫伤脏器。如胁肋、腰背、头枕部等行杵时用力不宜过重，以免挫伤肺、肝、肾、髓海等脏器。在行杵时，也可根据患者的杵针感应及时调节行杵的轻重缓急。

（7）行杵手法过重，引起局部皮肤青紫者，一般不必处理，可以自行消退。

（8）配穴处方，选穴不宜过多，要辨证明确，针对性强，提倡少而精的处方原则，才能达到功专效宏的目的。一般以选取 3~5 个穴位为宜。杵针治疗一般以八阵穴和河车路为主，适当配以相关的腧穴即可。

（9）一个穴位或一个处方，不宜行杵时间过长，一般 3~6 日交换 1 次。若为慢性疾病，短时难以见效者，可选择相关穴位组成 2~3 个处方，轮换交替治疗。

十一、案例分享

1. 不寐

本病是以经常不能获得正常睡眠为特征的一类病症。多为情志所伤、饮食不节、劳逸失调、久病体虚等因素引起脏腑机能紊乱，气血失和，阴阳失调，阳不入阴而发病。

（1）辨证施护：证属肝火扰心之证者，施以补虚泻实、调整脏腑阴阳之法。

（2）中医护理适宜技术：杵针技术。

（3）施杵穴位：百会八阵、风府八阵、神道八阵、河车路大椎至命门段。

（4）操作：按杵针技术操作步骤进行施杵。每日 1 次，5 日为 1 个疗程。疗程间休息 2 日，共治疗 4 个疗程（图 1-3）。

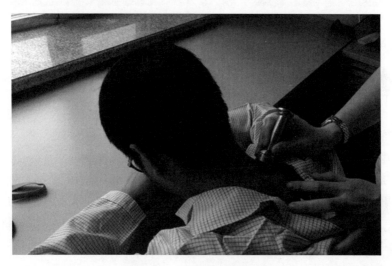

图 1-3 不寐施杵示意图

2. 痹证

本病是因风、寒、湿、热等外邪侵袭人体，闭阻经络而导致气血运行不畅的病症。主要表现为肌肉、筋骨、关节等部位酸痛或麻木、重着、屈伸不利，甚或关节肿大灼热等。

（1）辨证施护：证属风寒湿痹之证者，施以祛风散寒除湿、通络之法。

（2）中医护理适宜技术：杵针技术。

（3）施杵穴位：命门八阵穴、河车命强段、环跳穴。

（4）操作：按杵针技术操作步骤进行施杵。每日1次，5日为1个疗程。疗程间休息2日，共治疗4个疗程（图1-4）。

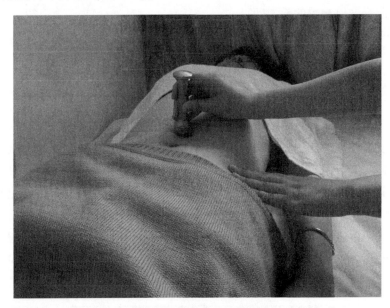

图1-4 痹证施杵示意图

附录：

一、杵针技术的特殊穴位

杵针技术常用穴位与针灸疗法常用穴位相同，如十四经腧穴、奇穴等。但杵针技术还有其特殊的穴位。

（一）**八阵穴**

八阵穴是一个腧穴为中宫，中宫向外的一定距离为半径，画一个圆，把这个圆分为八个等份，即天、地、风、云、龙、虎、鸟、蛇，与八卦相应为乾、坤、坎、离、震、艮、巽、兑，形成八个穴位，即为外八阵。再把中宫到外八阵的距离三等分，画成两个圆圈，即为中八阵和内八阵。内、中、外八阵上的穴位就形成了八阵穴（图1-5）。

杵针常用的八阵穴有：

（1）百会八阵（泥丸八阵）。

（2）风府八阵。

（3）大椎八阵。

（4）身柱八阵。

（5）神道八阵。

（6）至阳八阵。

（7）筋缩八阵。

（8）脊中八阵。

（9）命门八阵。

（10）腰阳关八阵。

（11）腰俞八阵。

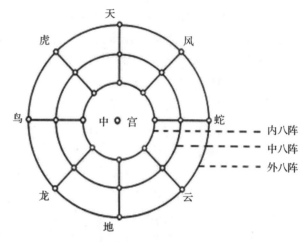

图 1-5　八阵穴位图

（二）河车路

人体气血通过经络的运行，周而复始，如环无端，不停地升降运转。杵针技术就是用杵针在人体河车路上，通过施行各种手法，促进人体气血运行，畅通经脉，从而达到治病的目的。人体河车路可分为头部河车路、腰背部河车路、胸腹部河车路。各河车路根据所属脏腑和主治不同，又可分为若干段。

1. 头部河车路

（1）河车印脑段。

（2）河车脑椎段。

2. 腰背部河车路

（1）河车椎至段。

（2）河车阳命段。

（3）河车命强段。

3. 胸腹部河车路

（1）河车天膻段。

（2）河车膻阙段。

（3）河车阙极段。

（三）八廓穴

（1）眼八廓。

（2）耳八廓。

（3）鼻八廓。

（4）面部五轮穴。

二、杵针操作时的基本手法

（一）点叩法

行杵时，杵针尖向施术部位反复点叩或叩击，如雀啄食，点叩叩击频率快，压力小，触及浅者，刺激就小；点叩叩击频率慢，压力大，触击深者，刺激就大，以叩至皮肤潮红为度。面积小的腧穴用奎星笔或金刚杵点叩，面积大的腧穴用七曜混元杵或五星三台杵叩击。

（二）升降手法

行杵时，杵针尖接触施杵腧穴的皮肤上，然后一上一下地上推下退，上推为升，下退为降，推则气血向上，退则气血向下。此法一般用金刚杵或奎星笔操作。

（三）开阖手法

行杵时，杵针尖接触施术腧穴部位的皮肤上，然后医者逐渐贯力达杵针尖，向下行杵，则为开，进杵深度以患者能忍受为度，达到使气血向四周分散的目的；随之医者慢慢将杵针向上提，但杵针尖不能离开施术腧穴部位的皮肤，此为阖，能达到气血还原的目的。此法一般用金钢杵或奎星笔操作。

（四）运转手法

行杵针，用杵针的针柄紧贴施术腧穴的皮肤上，从内向外，再从外向内（太极运转），或做顺时针、逆时针（左右运转）环形运转。临床上根据施术腧穴部位的不同而做不同的运转手法。八阵穴多做太极运转手法，河车路多做上下或左右运转手法，一般腧穴多做左右运转。

（五）分理手法

行杵时，杵针柄或杵针尖紧贴施术腧穴的皮肤上，做左右分推，则为分；上下推退，则为理，该法又称分筋理气法。此法一般用于八阵穴和河车路穴位以及其他腧穴面积较大的部位施术。

三、杵针治疗的时间，行杵的高度、角度、轻重、徐疾

（一）杵针治疗的时间

一般为30分钟，对一些特殊疾病，如急、慢性痛证，痿证，风湿痹证等，可以适当延长治疗时间。

（二）行杵的高度

即杵针尖与接触治疗部位体表皮肤之间的距离。临床上根据杵针器具的制作材料和施杵手法、施杵部位以及患者体质情况而定。

（1）若杵针工具质地较重，患者体质瘦弱，施杵部位面积较小，则行杵高度稍低。

（2）若杵针工具质地较轻，患者体质肥胖，施杵部位面积较大，则行杵高度稍高。

（三）行杵的角度

指的是行杵时杵针针具与行杵部位皮肤表面形成的夹角，根据腧穴所在的位置和医者行杵时要达到的治疗目的而定。

（1）直杵：杵身与治疗部位皮肤表面成90°，垂直行杵。此法适用于人体的大部分腧穴。

（2）斜杵：杵身与治疗部位皮肤表面成30°~45°，倾斜行杵。此法适用于指掌、趾

跖、耳郭等部位的腧穴。

（3）旋转杵：杵身与治疗部位皮肤表面成 90°，旋转行杵，即顺时针或逆时针旋转。此法常用于杵针做运转手法，对腧穴面积较大的部位进行操作治疗，如八阵穴、河车路等。

（四）行杵的轻重

应根据杵针工具的材料质地、施杵部位和患者体质情况而定。凡杵针工具质地轻，患者体质肥胖，施杵部位肌肉丰厚的行杵较重；凡杵针工具质地重，患者体质瘦弱，施杵部位肌肉瘦薄的行杵较轻。行杵轻重的标准是：

（1）轻，受杵者有杵针治疗感觉，但不感到刺激偏重而不适。

（2）重，受杵者能耐受行杵时的最大刺激，但无疼痛不适之感。

（五）行杵的徐疾

以患者的体质、行杵部位及病情虚实而灵活运用。

（1）徐：一呼一吸行杵 4 次左右，即行杵 60~80 次/分。

（2）疾：一呼一吸行杵 6 次左右，即行杵 90~120 次/分。

四、行杵与得气

杵针治疗中，为使患者产生杵针刺激感应而使用的手法，称为行杵。行杵时刺激部位（腧穴）产生的感应，称为得气，或叫杵针感应。患者出现杵针感应后，除具有与针刺治疗类似的酸、麻、胀、重等针感外，还会出现刺激部位皮肤潮红，局部的温热感觉以及患者特有的全身轻松、舒适、愉悦的感觉。

临床上一般是得气迅速时，疗效较好；得气较慢时，效果较差。若不得气，就可能无治疗效果。

五、杵针技术的补泻手法

杵针技术的补泻手法，以补虚泻实、祛邪扶正、调理气机、平衡阴阳、防病治病为目的，与针刺补泻手法有异曲同工之妙。

（一）升降补泻法

（1）补法：杵针尖点压腧穴后，向上推动，则为补法。

（2）泻法：杵针尖点压腧穴后，向下推动，则为泻法。

（二）迎随补泻法

若做升降补泻，腧穴不能确定上下时，用迎随补泻法。

（1）补法：随经络气血循行或河车路气血的循行，太极运行方向行杵者，则为补法。

（2）泻法：逆经络气血循行或河车路气血的循行，太极运行方向行杵者，则为泻法。

（三）**开阖补泻法**

（1）补法：杵针尖点压在腧穴上，由浅入深，渐进用力，向下进杵，渐退出杵，则为补法。

（2）泻法：杵针尖点压在腧穴上，由深渐浅，迅速减力，向上提杵，则为泻法。

（四）**转重补泻法**

（1）补法：凡轻浅行杵，则为补法。

（2）泻法：凡重深行杵，则为泻法。

（五）**徐疾补泻法**

（1）补法：凡快而轻的手法，则为补法（一息在5次以上）。

（2）泻法：凡重而慢的手法，则为泻法（一息在4次以下）。

（六）**平补平泻法**

行杵时轻重、快慢适中或迎随、升降、开阖均匀者，则为平补平泻法。

第二节 揿针技术

一、定义

揿针技术是皮内针技术的一种，是将特制的小型针具固定于腧穴部位的皮内并较长时间留针，产生长时间持续刺激穴位的作用，同时患者可以根据病情需要自行按压强化穴位刺激，以调其气血，通其经脉，从而治疗疾病的一种方法。

二、历史溯源

皮内针法是古代针刺留针方法的发展，《素问·离合真邪论》有"静以久留"的刺法。《灵枢》中涉及刺络的有"络刺""豹文刺""赞刺"等几种，而与埋针皮下针刺最接近的是"直针刺""引皮乃刺之"，"浮刺""旁人而浮之"，"半刺""无针伤肉"，说明埋针法的萌芽应该早于《黄帝内经》时代。以后，这种以浅刺为特点的刺法历来均有应用。20 世纪 60 年代，以毫针或专用的皮内针刺入皮下治疗疾病的腕踝针和皮内针问世，治疗范围已经逐步从治疗表浅虚寒之疾，发展到可以治疗临床各科各种疾病。揿针由日本赤羽幸兵卫在 1950 年首先进行推广应用，在我国最早由承淡安先生开始推广，现在临床上已用于治疗多种疾病。

三、适应范围

（1）神经性头痛、偏头痛、三叉神经痛等。

（2）面神经麻痹、面肌痉挛、眼睑瞤动等。

（3）胃脘痛、胆绞痛等。

（4）腰痛、关节痛、扭挫伤等。

（5）月经不调、痛经、产后宫缩疼痛等。

四、禁忌证

（1）金属过敏。

（2）严重心脏病。

（3）严重慢性疾病伴有高度贫血、血友病、出血性疾病。

（4）急性抽搐、躁动。

（5）皮肤过敏，施针部位皮肤有炎症、创伤、溃疡、破溃。

（6）关节处、红肿局部、皮肤化脓感染处、紫癜和瘢痕处。

（7）习惯性流产者忌用子宫、腹、卵巢、内分泌穴。

（8）妊娠期、哺乳期者应慎用。

五、评估

（1）主要临床表现、既往史、对疼痛的耐受程度。

（2）局部皮肤有无破溃、疖肿、渗出、皮肤划痕、胶布过敏等。

（3）是否空腹，在月经期、妊娠期。

（4）有无过敏史及皮肤过敏史。

六、物品准备

器具与材料：揿针、75%酒精、无菌棉签、无菌镊子、棉签棍等（图1-6）。

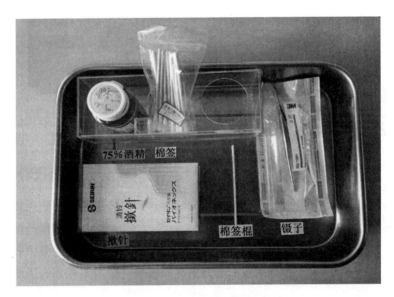

图1-6 揿针技术所需备品

七、操作要点

（1）核对医嘱，评估患者，做好解释。

（2）备齐用物，环境准备。屏风遮挡，避风保暖，室内温度与湿度适宜。

（3）选取能够充分暴露取穴部位皮肤的体位，如坐位、仰卧位、侧卧位等。

（4）遵医嘱选取穴位。

（5）用75%酒精常规消毒取穴部位皮肤，面积为5cm×5cm。

（6）用镊子夹取揿针，埋于相应穴位上，去除剥离纸，将胶布贴附稳妥。

（7）患者自行按压揿针每日3~4次，力度以患者耐受为宜。

（8）每次留针时间小于 24 小时，留针到时后，用镊子夹取揿针，将其取下。

（9）治疗时间及疗程：遵医嘱每日更换揿针，14 次为 1 个疗程。治疗满 1 个疗程后评定疗效。

八、操作流程

揿针技术操作流程见图 1-7。

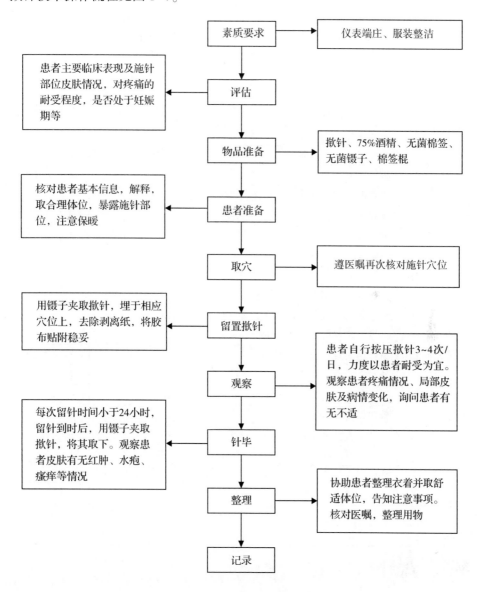

图 1-7　揿针技术操作流程图

九、评分标准

揿针技术操作考核评分标准见表 1-2。

表 1-2　揿针技术操作考核评分标准

项目	总分	技术操作要求	评分等级			
			A	B	C	D
素质要求	2	仪表端庄，服装整洁	2	1	0	0
评估	10	患者主要临床表现及施针部位皮肤情况，对疼痛的耐受程度，是否处于妊娠期等	4	3	2	1
		解释操作目的及方法	3	2	1	0
		宣教内容正确	3	2	1	0
物品准备	5	洗手，戴口罩	2	1	0	0
		备齐并检查用物	3	2	1	0
安全与舒适	8	环境清洁、光线明亮	2	1	0	0
		核对医嘱	3	2	1	0
		患者取合理、舒适、安全体位	3	2	1	0
操作过程	55	核对医嘱、施针穴位	4	3	2	1
		取穴准确	6	4	2	0
		75%酒精常规消毒取穴部位，面积符合要求	5	4	3	2
		用镊子夹取揿针时无污染揿针	5	4	3	2
		揿针去除剥离纸后，贴附稳妥	5	4	3	2
		观察局部皮肤及牵拉情况，询问患者有无不适	4	3	2	1
		指导患者自行按压揿针的方法及频率	5	4	3	2
		留针期间观察及时、准确	4	3	2	1
		计时准确留针完毕	2	1	0	0
		揿针完毕，用镊子取下揿针	5	4	3	2
		告知相关注意事项	5	4	3	2
		协助患者整理衣着并取舒适体位，整理床单位	3	2	1	0
		再次核对医嘱	2	1	0	0
操作后	5	整理用物、洗手	3	2	1	0
		记录、签名	2	1	0	0
评价	5	技术熟练、动作轻巧、人文关怀	5	4	3	2
理论提问	10	回答正确、全面	10	8	6	4

十、注意事项

（1）留针部位持续疼痛时，应调整埋针深度和方向。调整后仍感疼痛，应停止操作。

（2）留针后应让患者适当活动留针部位的身体，并与患者确认是否存在牵拉感，应予以调整胶贴固定部位。

（3）揿针治疗过程中若患者出现头晕、恶心、面色苍白、脉细手冷、血压降低、心慌汗出等晕针症状应立即停止留针。

（4）揿针留置过程中指导患者留针部位应避免着水，洗澡时应去除揿针，避免发生皮肤感染。

（5）揿针不耐受高温，在留针的情况下，不要对留针穴位施热疗，如灸法等。

（6）夏季汗出后，揿针胶贴卷曲或脱落，应将揿针去除，避免发生皮肤感染。揿针脱落后应立即弃去，不可重复使用。

（7）揿针治疗后均用揿针胶贴固封，个别患者对胶贴等发生过敏反应，可见局部瘙痒、红赤、丘疹等现象。可暂停留置揿针，外涂脱敏软膏等。

十一、案例分享

1. 面瘫

本病是一种比较常见的面部疾病，是以面部表情肌群运动功能障碍为主症的一种病症。患者无法完成面部基本动作，如抬眉、闭眼、努嘴、鼓腮等。外邪侵袭等因素均可诱发本病（图1-8）。

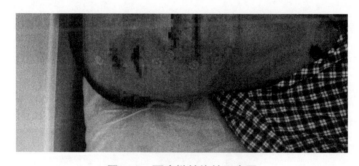

图1-8　面瘫揿针施针示意图

（1）辨证施护：证属风寒袭络之证者，施以宜辛温散寒、祛风通络之法。

（2）中医护理适宜技术：揿针技术。

（3）施针穴位：阳白、四白、迎香、地仓、颧髎、牵正等穴。

（4）操作：按揿针技术操作步骤进行施针。每日1次，14日为1个疗程。

2. 痹证

本病是指人体机表、经络因感受风、寒、湿、热等引起的以肢体关节及肌肉酸痛、麻木、重着、屈伸不利，甚或关节肿大、关节灼热等为主症的一类病症（图1-9）。

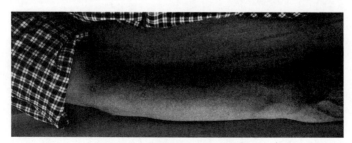

图1-9　痹证揿针施针示意图

（1）辨证施护：证属风寒湿痹之证者，施以温经散寒、祛风除湿之法。

（2）中医护理适宜技术：揿针技术。

（3）施针穴位：曲池、手三里、足三里、合谷、阳陵泉、后溪、内关等穴。

（4）操作：按揿针技术操作步骤进行施针。每日 1 次，14 日为 1 个疗程。

第三节 腕踝针技术

一、定义

腕踝针技术是从腕部和踝部取相应的点进行皮下针刺来治疗疾病的一种针刺技术。本技术是把病症表现的部位归纳在身体两侧的 6 个纵区，在两侧的腕部和踝部各定 6 个进针点，以横膈为界，按区选点进行治疗，以达到疏通经络、活血止痛、调和脏腑功能，从而治疗疾病的一种方法。

二、历史溯源

腕踝针技术是对传统针灸治疗学的实践和发展，《素问·离合真邪论》有"静以久留"的刺法，《灵枢》中涉及刺络的有"络刺""豹文刺""赞刺"等几种。以后，这种以浅刺为特点的刺法历来均有应用。20 世纪 60 年代，以毫针或专用的皮内针刺入皮下治疗疾病的腕踝针问世。它是由第二军医大学附属长海医院张心曙教授，在电刺激疗法的经验基础上，受传统的经络学说、耳针、穴位、针刺法的启发，经过反复的实践而形成的一种新的针刺技术。现在已广泛用于临床。

三、适应范围

（1）神经性头痛、偏头痛、眼病、三叉神经痛、面瘫病等。
（2）胃脘痛、胸痹心痛病、不寐、外感发热等。
（3）腰痛、骨痹、扭挫伤等。
（4）痛经、带下证、遗尿、产后宫缩疼痛等。

四、禁忌证

（1）留针部位皮肤有炎症、创伤、溃疡、破溃。
（2）严重心脏病。
（3）严重慢性疾病伴有高度贫血、血友病。
（4）妊娠期 3 个月内、月经期。
（5）皮肤过敏、出血性疾病、金属过敏。
（6）急性抽搐、躁动。

五、评估

（1）主要临床表现、既往史、对疼痛的耐受程度及过敏史，如酒精、胶布过敏。

（2）是否空腹，在月经期、妊娠期。

（3）局部皮肤有无破溃、红肿、瘢痕、渗出。

六、物品准备

器具与材料：1.5 寸毫针、75%酒精、无菌棉签、棉签棍、胶布、毛巾等（图 1-10）。

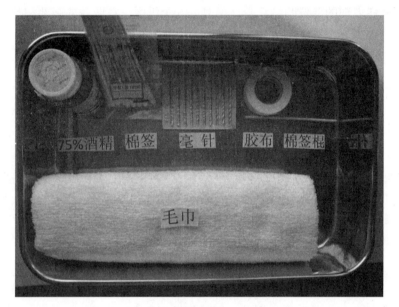

图 1-10　腕踝针技术所需备品

七、操作要点

（1）核对医嘱，评估患者，做好解释。

（2）备齐用物，关闭门窗、注意保暖、光线充足、室内温湿度适宜。

（3）取坐位或卧位，全身放松，充分暴露治疗部位。

（4）根据医嘱选取穿刺部位及穴位。

（5）用 75%酒精常规消毒取穴部位皮肤，面积为 5cm×5cm。

（6）检查针具是否符合要求。

（7）针体与皮肤成 30°刺入皮下，询问患者感受后，针体自然垂倒，贴敷于皮肤表面并轻轻推进针体，最后用胶布固定，留针 30 分钟，慢性病或疼痛较重时，可以适当延长留针时间。

（8）询问患者感受，观察有无弯针、晕针、折针及出血情况。

（9）起针后，观察局部皮肤有无出血，检查毫针数量。

（10）治疗时间及疗程：一般病例治疗隔日 1 次，10 日为 1 个疗程。急性病例每日治疗 1 次。

八、操作流程

腕踝针技术操作流程见图 1-11。

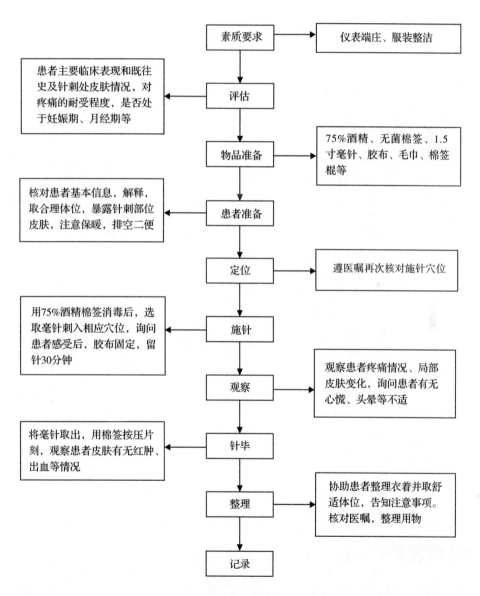

图 1-11　腕踝针技术操作流程图

九、评分标准

腕踝针技术操作考核评分标准见表1-3。

表1-3　腕踝针技术操作考核评分标准

项目	总分	技术操作要求	评分等级			
			A	B	C	D
素质要求	2	仪表端庄，服装整洁	2	1	0	0
评估	10	主要临床表现、既往史及对疼痛的耐受程度，局部皮肤情况，空腹，月经期，妊娠期，过敏史	5	4	3	2
		宣教内容正确	5	4	3	2
物品准备	5	洗手，戴口罩	2	1	0	0
		备齐并检查用物	3	2	1	0
安全与舒适	8	环境清洁、光线明亮	2	1	0	0
		核对医嘱	3	2	1	0
		患者取合理、舒适、安全体位	3	2	1	0
操作过程	55	核对医嘱	4	3	2	1
		取穴准确	6	4	2	0
		75%酒精常规消毒取穴部位，面积符合要求	5	4	3	2
		取针时，持针柄，未污染毫针	5	4	3	2
		检查毫针是否符合标准	5	4	3	2
		针刺手法正确，询问患者有无不适	4	3	2	1
		指导患者留针期间的注意事项	5	4	3	2
		留针期间，观察及时、准确	4	3	2	1
		计时准确	2	1	0	0
		腕踝针完毕，取针手法正确，按压至不出血	5	4	3	2
		观察局部皮肤情况，告知相关注意事项	5	4	3	2
		协助患者整理衣物并取舒适体位，整理床单位	3	2	1	0
		再次核对医嘱	2	1	0	0
操作后	5	整理用物，洗手	3	2	1	0
		记录，签名	2	1	0	0
评价	5	技术熟练、动作轻巧、人文关怀	5	4	3	2
理论提问	10	回答正确、全面	10	8	6	4

十、注意事项

（1）针体通过的皮下有较粗的血管或针尖刺入的皮肤处有显著疼痛时，进针点要沿纵线方向适当移位。

（2）针刺方向一般向上，如果病症在手足部位时，针刺方向朝下（手足方向）。

（3）针刺时，以医者针下松软，患者无任何特殊感觉为宜。若针下有阻力或患者出现酸、麻、胀、痛等感觉，则表示针刺较深。应将针退出，重新刺入更表浅的部位。

（4）腕踝针治疗过程中若患者出现头晕、恶心、面色苍白、脉细手冷、血压降低、心慌汗出等晕针症状应立即停止留针。

（5）留针时，一般不做提插或捻转等行针手法。

（6）留针时患者不要剧烈活动，以免发生折针、断针现象。

十一、案例分享

1. 急性腰扭伤

本病是指腰部筋膜、肌肉、韧带、椎间小关节、腰骶关节的急性损伤，多因突然遭受暴力所致，俗称闪腰、岔气。若处理不当，或治疗不及时，也可使症状长期延续，变成慢性疾病。腰部扭挫伤是常见的筋伤疾病，多发于青壮年和体力劳动者。

（1）辨证施护：证属血瘀气滞之证者，施以疏经通络、活血止痛之法。

（2）中医护理适宜技术：腕踝针技术。

（3）施针穴位：踝部左右两侧下六区。

（4）操作：按腕踝针技术操作步骤进行治疗。每日1次，10日为1个疗程。

2. 感冒（上呼吸道感染）

感冒系外感风寒、风热诸邪，客于肺卫，以鼻塞、流涕、咳嗽、恶寒、发热、头身疼痛为主要临床表现的病症。

（1）辨证施护：证属风寒阻络之证者，施以温经散寒、解表驱邪之法。

（2）中医护理适宜技术：腕踝针技术。

（3）施针穴位：以上1穴为主，根据症状配合上2、上4、上5等穴位。

（4）操作：按腕踝针技术操作步骤进行治疗（图1-12）。每日1次，病愈而止。

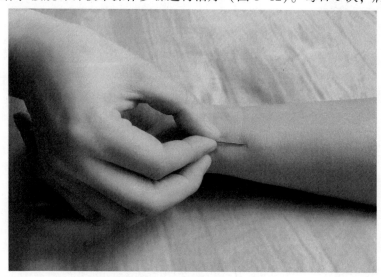

图1-12 腕踝针施针示意图

第四节　耳尖放血技术

一、定义

耳尖放血技术，即通过使用三棱针（或一次性采血针）等工具，点刺耳尖穴放出少量血液，以达到清热泻火、镇肝潜阳、清脑明目为目的的一种方法。

二、历史溯源

耳尖穴位于耳郭上端，卷耳取之，尖上是穴，为耳针疗法常用要穴之一。早在《黄帝内经》中就有耳穴及耳尖放血理论记载。《灵枢·口问》云"耳者宗脉之所聚也"，《灵枢·厥病》记载"厥头痛，头痛甚，耳前后脉涌有热，泻出其血，后取足少阳"。耳尖穴与全身各大经脉及脏腑紧密联系，如胆经、肾经、膀胱经等。耳尖放血可以通过刺血而达到活血祛瘀、清热凉血等作用。如《素问·调经论》云"刺留血奈何？岐伯曰：视其血络，刺其出血，无令恶血得入于经，以成其疾"，《灵枢·九针十二原》云"宛陈则除之"。耳尖穴，耳穴之一，是针灸临床常用的穴位之一，《针灸大成》云"在耳尖上，卷耳取之，尖上是穴"。即：患者正坐或侧卧，折耳向前，于耳郭上端取穴，或将耳轮向耳屏对折时，耳郭上面的顶端处。

三、适应范围

（1）白疕、针眼、湿疮、痄腮、不寐、眩晕等。

（2）头痛、牙痛、耳鸣等。

四、禁忌证

（1）妊娠期、哺乳期。

（2）合并肝、肾功能障碍，造血系统疾病及精神病。

（3）身体极度虚弱及有出血倾向。

（4）耳部有炎症、破溃、冻伤。

五、评估

（1）主要临床表现、既往史、有无出血倾向。

（2）对疼痛的耐受程度及配合程度。

（3）耳部是否有炎症、破溃、冻伤等。

（4）是否妊娠期、哺乳期。

六、物品准备

器具与材料：无菌三棱针（或一次性采血针）、探棒、无菌棉签、无菌手套、0.5%碘伏等（图1-13）。

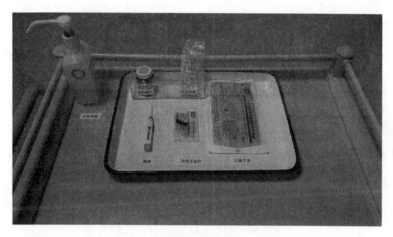

图1-13　耳尖放血技术所需备品

七、操作方法

（1）核对医嘱，评估患者，做好解释。

（2）备齐用物，环境准备。

（3）患者取坐位，身体靠于椅背，耳部向光，防止发生晕针。

（4）手指按摩耳郭促进血液循环，折耳向前，耳郭上方的尖端处即为耳尖穴。用探棒刺激穴位并询问患者有无酸、麻、胀、痛等得气感。

（5）用0.5%碘伏消毒患者的耳部皮肤（以耳穴为中心，消毒直径不小于5cm）。

（6）戴无菌手套，左手固定耳郭，右手持三棱针（或一次性采血针）对准穴位迅速刺入1~2mm，随即出针。

（7）用手指轻轻挤压针孔周围的耳郭，使其血液自然流出，放血5~10滴，用无菌棉签擦拭。

（8）棉签轻轻按压局部并评估皮肤有无出血、血肿。

（9）治疗时间及疗程：每1~3日1次，3~5次为1个疗程。

八、操作流程

耳尖放血技术操作流程见图 1-14。

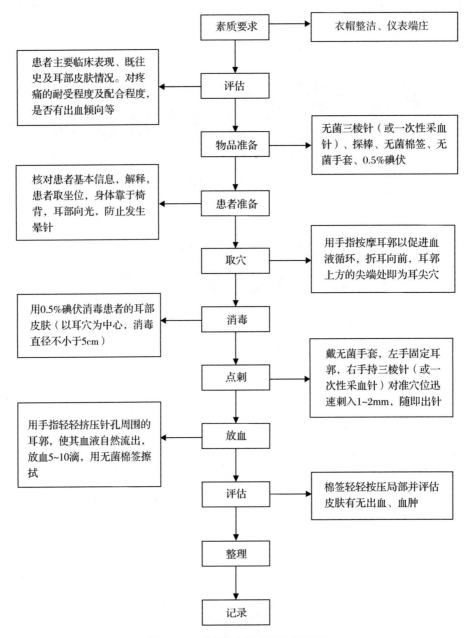

图 1-14 耳尖放血技术操作流程图

素质要求 → 衣帽整洁、仪表端庄

评估 ← 患者主要临床表现、既往史及耳部皮肤情况。对疼痛的耐受程度及配合程度，是否有出血倾向等

物品准备 → 无菌三棱针（或一次性采血针）、探棒、无菌棉签、无菌手套、0.5%碘伏

患者准备 ← 核对患者基本信息，解释，患者取坐位，身体靠于椅背，耳部向光，防止发生晕针

取穴 → 用手指按摩耳郭以促进血液循环，折耳向前，耳郭上方的尖端处即为耳尖穴

消毒 ← 用0.5%碘伏消毒患者的耳部皮肤（以耳穴为中心，消毒直径不小于5cm）

点刺 → 戴无菌手套，左手固定耳郭，右手持三棱针（或一次性采血针）对准穴位迅速刺入1~2mm，随即出针

放血 ← 用手指轻轻挤压针孔周围的耳郭，使其血液自然流出，放血5~10滴，用无菌棉签擦拭

评估 → 棉签轻轻按压局部并评估皮肤有无出血、血肿

整理

记录

九、评分标准

耳尖放血技术操作考核评分标准见表1-4。

表1-4 耳尖放血技术操作考核评分标准

项目	总分	技术操作要求	评分等级			
			A	B	C	D
素质要求	2	仪表端庄，服装整洁	2	1	0	0
评估	10	主要临床表现、既往史，耳部皮肤情况。对疼痛的耐受程度及配合程度，是否有出血倾向等	4	3	2	1
		解释操作目的及方法	3	2	1	0
		宣教内容正确	3	2	1	0
操作前准备	5	洗手，戴口罩	2	1	0	0
		备齐并检查用物	3	2	1	0
安全与舒适	8	环境清洁，光线明亮	2	1	0	0
		核对医嘱	3	2	1	0
		患者取合适、舒适、安全体位	3	2	1	0
操作过程	55	核对医嘱	4	3	2	1
		取穴准确	3	2	1	0
		0.5%碘伏消毒患者的耳部皮肤，面积符合要求	5	4	3	2
		戴无菌手套方法正确	8	6	4	2
		点刺手法正确	8	6	4	2
		放血量正确	8	6	4	2
		及时擦拭	4	3	2	1
		评估皮肤是否有出血、血肿	5	4	3	2
		告知相关注意事项	5	4	3	2
		协助患者取舒适体位，整理床单位	3	2	1	0
		再次核对医嘱	2	1	0	0
操作后	5	整理用物，洗手	3	2	1	0
		记录，签名	2	1	0	0
评价	5	技术熟练、动作轻巧、人文关怀	5	4	3	2
理论提问	10	回答正确、全面	10	8	6	4

十、注意事项

（1）为乙型肝炎、梅毒、艾滋病等传染病患者操作时，需特殊注意自我防护。

（2）点刺时手法宜轻、稳、准、快，不可用力过猛，防止刺入过深、创面过大、出血过多，勿损伤耳软骨。

（3）挤压时不能局限于耳尖局部，应从较远的范围向耳尖进行轻微的挤压。有时会导致放血部位小血肿的发生，应立即用无菌干棉球按压血肿部位1分钟，以防止血肿变大，一般血肿会在两日以后自行消失。

（4）临床上耳尖放血的出血量，通常根据患者的病情、体质而定。每个穴位放血5~10滴，每滴如黄豆般大小。

（5）施术处24小时禁止沾水。

十一、案例分享

麦粒肿

麦粒肿又称针眼、睑腺炎，是睫毛毛囊附近的皮脂腺或睑板腺的急性化脓性炎症。其典型症状为眼睑皮肤局限性红、肿、热、痛，邻近球结膜水肿。

（1）辨证施护：证属风热外袭之证者，施以疏风清热之法。

（2）中医护理适宜技术：耳尖放血技术。

（3）施针穴位：耳尖穴。

（4）操作：按耳尖放血技术操作步骤进行耳尖放血（图1-15）。隔日1次，3次为1个疗程。

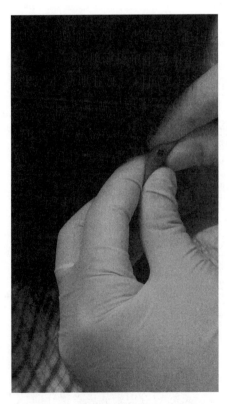

图1-15　麦粒肿耳尖放血示意图

第五节　穴位注射技术

一、定义

穴位注射技术是在经络、腧穴或压痛点、皮下阳性反应点上适量注射液体药物，以防治各类疾病的方法，是针刺穴位与药物相结合的一种方法。

二、历史溯源

穴位注射技术初创于 20 世纪 50 年代。国内一部分针灸工作者运用巴甫洛夫的神经反射学说指导针灸临床，并进行了许多探索，由神经封闭疗法到神经注射，进而用于穴位注射。所注射的部位从单纯的局部反应点或阿是穴，逐步发展至从中医的整体观念出发，运用经络学说等中医理论来指导临床取穴；所用药物以局部封闭的常用药物奴夫卡因为主，并逐渐开始尝试生理盐水、葡萄糖注射液、蒸馏水、抗生素等，为穴位注射疗法的推广和应用，奠定了良好的基础。在临床中，"穴位注射"可以用于治疗哮喘、美尼尔综合征、硬皮病、白塞氏综合征等国际疑难病，对妇科康复尤其有效。

三、适应范围

（1）痹证。
（2）中风、面瘫。
（3）痿证。
（4）不寐。
（5）神经痛、坐骨神经痛、头痛、视神经萎缩。
（6）扭挫伤。

四、禁忌证

（1）过敏性紫癜、丹毒、臁疮、水肿。
（2）孕妇下腹部。

五、评估

（1）主要临床表现、既往史、药物及皮肤过敏史。
（2）注射部位局部皮肤情况。
（3）疼痛的耐受程度及合作程度。

（4）女性患者是否在妊娠期。

六、物品准备

（1）器具与材料：无菌棉签、注射器、治疗巾、0.5%碘伏（图1-16）。

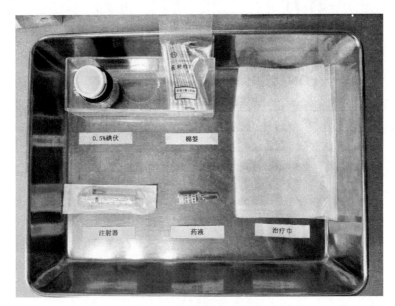

图1-16　穴位注射技术所需备品

（2）药品：无菌针剂。

七、操作方法

（1）核对医嘱，评估患者，做好解释，嘱患者排空二便。

（2）配制药液。

（3）备齐用物，携至床旁，核对患者信息。

（4）协助患者取舒适体位，暴露局部皮肤，注意保暖。

（5）遵医嘱取穴，通过询问患者感受确定穴位的准确位置。

（6）常规消毒皮肤。

（7）再次核对医嘱，排气。

（8）一手绷紧皮肤，另一手持注射器，对准穴位快速刺入皮下，然后用针刺手法将针身推至一定深度，上下提插至患者有酸胀等"得气"感应后，回抽无回血，即可将药物缓慢推入。

（9）注射完毕拔针，用无菌棉签按压针孔片刻。

（10）核对，观察患者用药后症状改善情况，安置舒适体位。

（11）治疗时间及疗程：根据病情每日治疗1次，14日为1个疗程。治疗满1个疗程后评定疗效。

八、操作流程

穴位注射技术操作流程见图 1-17。

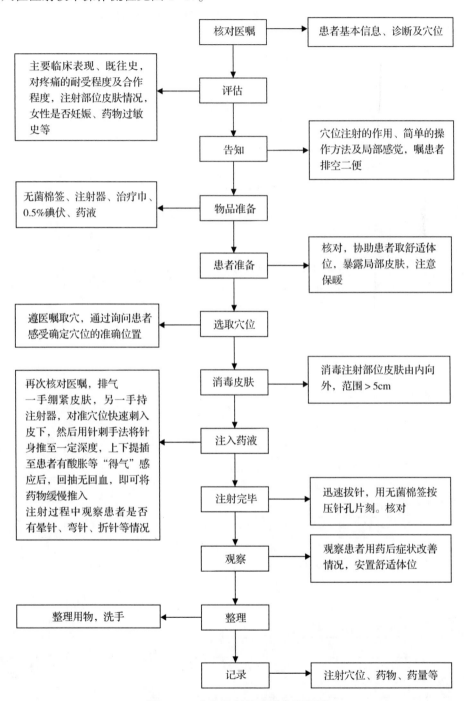

图 1-17　穴位注射技术操作流程图

九、操作考核评分标

穴位注射技术操作考核评分标准见表 1-5。

表 1-5　穴位注射技术操作考核评分标准

项目	总分	技术操作要求	评分等级			
			A	B	C	D
素质要求	2	仪表端庄、服装整齐	2	1	0	0
评估	10	临床主要表现、既往史、药物过敏史、女性是否在妊娠期	3	2	1	0
		注射部位皮肤情况、对疼痛的耐受程度及患者合作程度	3	2	1	0
		解释作用、简单的操作方法、局部感受，取得患者配合	4	3	2	1
操作前准备	10	洗手，戴口罩	3	2	1	0
		核对医嘱，配置药液	3	2	1	0
		备齐并检查用物	4	3	2	1
安全与舒适	4	病室整洁、光线明亮	2	1	0	0
		协助患者取舒适体位，暴露操作部位，注意保暖	2	1	0	0
操作过程	55	核对医嘱	2	1	0	0
		确定穴位，询问患者感受	4	3	2	1
		消毒方法正确：以所取穴位中心由内向外消毒，范围>5cm	6	5	4	3
		再次核对医嘱，排气	4	3	2	1
		注射手法正确	8	6	4	2
		将针身推至一定深度，询问患者感受	6	5	4	3
		确认无回血后，缓慢注入药液	6	5	4	3
		注射过程应观察是否有晕针、弯针、折针等异常情况	4	3	2	1
		拔针后用无菌棉签按压针孔片刻，核对	3	2	1	0
		观察注射部位皮肤，询问患者是否有不适	3	2	1	0
		告知患者注射部位 24 小时内避免着水	3	2	1	0
		协助患者衣物、取舒适体位、整理床单位	3	2	1	0
		洗手，再次核对	3	2	1	0
操作后	4	整理用物，洗手	2	1	0	0
		记录，签名	2	1	0	0
评价	5	技术熟练、动作轻巧、人文关怀	5	4	3	2
理论提问	10	回答正确、全面	10	8	6	4

十、注意事项

（1）严格执行"三查七对"及无菌操作规程。

（2）注意针刺角度，观察有无回血。避开血管丰富部位，避免药液注入血管内，患者有触电感时针体往外退出少许后再进行注射。

（3）注射药物时如患者出现不适症状，应立即停止注射并观察病情变化。

十一、案例分享

1. 面瘫

面瘫是一种比较复杂的面部疾病，是以面部表情肌群运动功能障碍为主要特征的一种常见病，一般症状是口眼㖞斜。它是一种常见病、多发病，不受年龄限制。患者面部往往表现为连最基本的抬眉、闭眼、鼓嘴等动作都无法完成。

（1）辨证施护：证属风寒袭络之证者，施以辛温散寒、祛风通络之法。

（2）中医护理适宜技术：穴位注射技术。

（3）注射穴位：牵正穴。

（4）操作：按穴位注射技术操作步骤进行穴位注射（图1-18）。每日1次，14日为1个疗程。

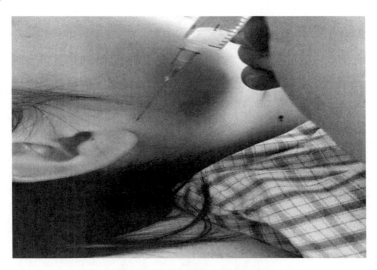

图1-18　面瘫穴位注射示意图

2. 痹证

痹证是指人体机表、经络因感受风寒湿热等引起的，以肢体关节及肌肉酸痛、麻木、重着、屈伸不利，甚或关节肿大、关节灼热等为主症的一类病症。

（1）辨证施护：证属风寒湿痹之证者，施以温经散寒、祛风除湿之法。

（2）中医护理适宜技术：穴位注射技术。

（3）施针穴位：足三里穴。

（4）操作：按穴位注射技术操作步骤进行穴位注射（图1-19）。每日1次，14日为1个疗程。

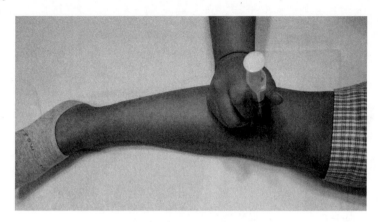

图1-19　痹证穴位注射示意图

第二章　灸类技术

第一节　悬灸技术

一、定义

悬灸技术是采用点燃的艾条悬于选定的穴位或病痛部位之上，透过艾的温热和药力作用刺激穴位或病痛部位，达到温经散寒、扶阳固脱、消瘀散结、防治疾病的一种方法。

根据操作方法不同，又分为温和灸、雀啄灸、回旋灸。

（1）温和灸：将艾条的一端点燃悬于施灸部位，大约 3cm 高度，固定不移，使患者局部有温热感而无灼痛。一般每处灸 10~15 分钟，灸至皮肤稍起红晕为度。

（2）雀啄灸：将点燃的艾条一端与施灸部位的皮肤，并不固定在一定的距离，而是像鸟雀啄食一样，做一上一下移动施灸。由上而下移动速度缓慢，接近皮肤适当距离时短暂停留，在患者感觉灼痛之前迅速提起，如此反复操作。一般每穴 5~10 分钟，至皮肤红晕为度。

（3）回旋灸：将点燃的艾条，悬于施灸部位约 2cm 高度，然后均匀地向左右方向移动或反复旋转施灸，移动范围约 3cm。使皮肤感觉有温热感而无灼痛，一般每处灸 10~15 分钟，至皮肤红晕为度。

二、历史渊源

悬灸一词古已有之，有上千年的历史。悬灸技术其实就是艾灸技术的一种。根据艾灸技术的操作方法不同，艾灸分为直接灸和间接灸，而间接灸又分为隔物灸和悬灸。艾灸起源于我国原始社会，是人类掌握和利用火以后的产物。远古先民风餐露宿缺乏治疗手段，遇有病痛人们是用手揩按，或用石头敲击痛处，有时还会用火烤，久而久之，便积累了一系列治病方法，艾灸技术的雏形也在此时产生。艾草在我国广为生长，古人大概先发现艾是引火、避蚊虫的理想材料，继而在用艾引火的过程中发明了艾灸。战国、秦汉时期是中国传统医学理论的奠基时期，这一时期产生了《黄帝内经》《难经》等重要理论著作。这些著作中多有对艾灸技术的介绍。

三、适应范围

（1）胃脘痛、腹痛、腰椎间盘突出症等。

（2）遗尿、脱肛、痿证、崩漏、带下等。

（3）乳痈初起、瘰疬、瘿瘤等。

（4）疖肿、带状疱疹、丹毒等。

（5）消除疲劳、改善失眠、提升机体免疫功能等。

四、禁忌证

（1）中风闭证、阴虚阳亢、热毒炽盛、中暑高热证。

（2）咯血吐血等出血性疾病、恶性肿瘤。

（3）急性传染病及昏迷、抽搐、躁动。

（4）施灸部位皮肤有炎症、创伤、瘢痕、皮肤病。

（5）孕妇的腹部和腰骶部。

（6）过度饥饿、感觉障碍者应慎用。

五、评估

（1）主要临床表现，既往史，对热、疼痛的耐受程度。

（2）是否空腹，有无感觉障碍。

（3）局部皮肤有无炎症、创伤、瘢痕、皮肤病。

六、物品准备

器具与材料：艾条、纱布、治疗巾、弯盘、灭灰缸、打火机等（图 2-1）。

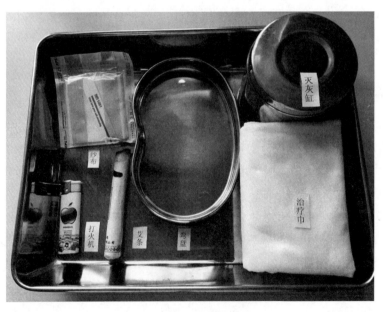

图 2-1　悬灸技术所需备品

七、操作要点

（1）核对医嘱，评估患者，做好解释。

（2）备齐用物，环境准备。避风保暖，光线充足。

（3）根据患者施灸的部位，协助患者取合适的体位。

（4）暴露施灸部位，按医嘱正确选穴。

（5）施灸部位铺治疗巾，置弯盘，点燃艾条，对准施灸部位进行施灸。

（6）施灸完毕，将艾条插入灭灰缸熄灭艾火，用纱布清洁皮肤。

（7）治疗时间及疗程：根据病情1~2日治疗1次，7次为1个疗程。治疗满1个疗程后评定疗效。

八、操作流程

悬灸技术操作流程见图2-2。

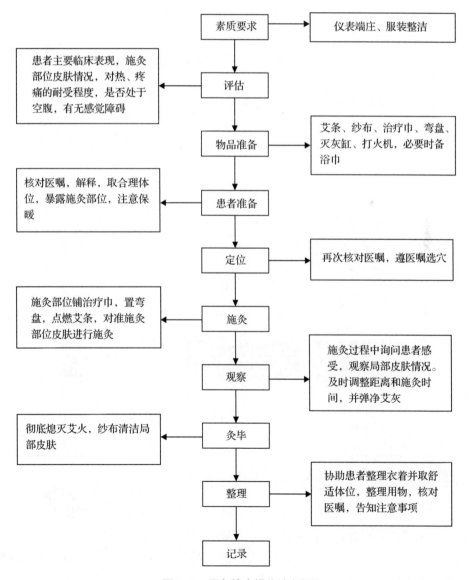

图2-2 悬灸技术操作流程图

九、评分标准

悬灸技术操作考核评分标准见表2-1。

表2-1　悬灸技术操作考核评分标准

项目	总分	技术操作要求	评分等级			
			A	B	C	D
素质要求	2	仪表端庄，服装整洁	2	1	0	0
评估	10	临床表现、既往史，施灸部位皮肤情况，对热、疼痛的耐受程度，是否空腹，有无感觉障碍等	4	3	2	1
		解释操作目的及方法	3	2	1	0
		宣教内容正确	3	2	1	0
物品准备	7	备齐并检查用物	2	1	0	0
		洗手，戴口罩	2	1	0	0
		核对医嘱全面（包括床号、姓名、诊断、证型、穴位或部位、施灸方法）	3	2	1	0
安全与舒适	6	环境清洁、光线明亮，无流动风	3	2	1	0
		患者体位舒适、安全，注意保暖	3	2	1	0
操作过程	55	核对医嘱	3	2	1	0
		遵医嘱选择施灸穴位及施灸方法	6	4	2	0
		铺治疗巾，置弯盘，点燃艾条	6	4	2	0
		灸法正确，艾条与皮肤距离符合要求	6	4	2	0
		询问患者感受，及时弹净艾灰	5	4	3	2
		灸至局部皮肤稍起红晕，施灸时间合理	5	4	3	2
		施灸完毕，确认艾火完全熄灭，清洁皮肤	5	4	3	2
		观察局部皮肤情况，询问患者有无不适	5	4	3	2
		核对医嘱全面	3	2	1	0
		整理用物	3	2	1	0
		协助患者整理衣着并取舒适体位，整理床单位	4	3	2	1
		告知相关注意事项，酌情通风	4	3	2	1
操作后	5	整理用物，洗手	2	1	0	0
		记录，签名	3	2	1	0
评价	5	技术熟练、动作轻巧、人文关怀	5	4	3	2
理论提问	10	回答正确、全面	10	8	6	4

十、注意事项

（1）施灸顺序：先灸阳经，后灸阴经；先灸上部，后灸下部。具体就是，先背部，后胸腹；先头身，后四肢，依次进行。取其从阳引阴而无亢盛之意。

（2）施灸前，应选择正确的体位，要求患者的体位舒适能持久，而且能暴露施灸部位；施灸者的体位要求稳定能精准操作。

（3）施灸中注意观察患者的神色及询问患者感受，防止烫伤。注意防止艾灰脱落烫伤患者或烧坏衣被，如因施灸不慎灼伤皮肤，局部出现小水疱，嘱患者保护好水疱，任其吸收。如水疱较大，可用消毒毫针在水疱底部刺破，放出液体，外涂烫伤膏。

（4）对于皮肤知觉减退者或小儿等，医者可将食、中两指分开置于施灸部位两侧，这样可以通过医者手指的感觉来测知患者局部的受热程度，以便随时调节施灸距离，掌握施灸时间，防止烫伤。

（5）施灸后嘱患者多饮温开水以帮助排除体内毒素。

（6）施灸后彻底熄灭艾条火焰，以免复燃。

十一、案例分享

1. 胃脘痛

胃脘痛是一种很常见的疾病，寒凉伤胃、饮食不节或脾胃虚弱等因素均可诱发或加重本病。症状可见：胃部疼痛、胃胀、反酸、恶心、呕吐等症状。

（1）辨证施护：证属脾胃虚寒之证者，施以驱散寒邪、温经理气之法。

（2）中医护理适宜技术：悬灸技术。

（3）施灸穴位：多取内关、中脘等穴。

（4）操作：按悬灸技术操作步骤进行施灸（图2-3）。每日1次，7日为1个疗程。

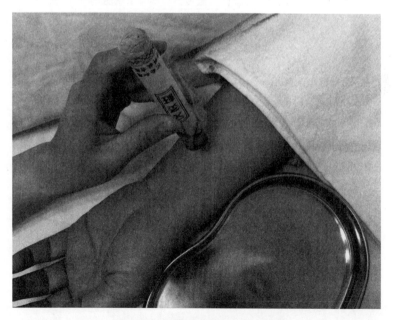

图2-3　胃脘痛悬灸施灸示意图

2. 腰椎间盘突出症

腰椎间盘突出症（寒湿痹阻证）是由于寒邪、湿邪侵袭腰部，痹阻经络所致。症状可见：腰部冷痛，下肢麻木疼痛，遇热痛减。

（1）辨证施护：证属寒湿痹阻之证者，施以温经散寒、祛湿通络之法。

（2）中医护理适宜技术：悬灸技术。

（3）施灸穴位：多取腰阳关、环跳等穴。

（4）操作：按悬灸技术操作步骤进行施灸（图2-4）。每日1次，7日为1个疗程。

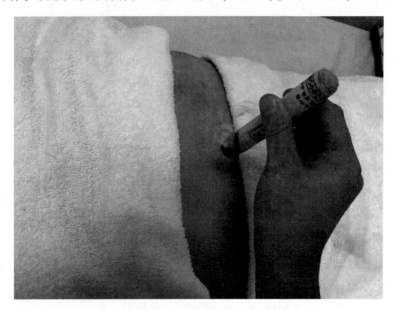

图2-4　腰椎间盘突出症施灸示意图

第二节 隔物灸技术

一、定义

隔物灸技术是将艾柱间接置于穴位上施灸的一种技术，利用药物将艾柱和穴位隔开施灸，借助艾柱的温热之性将药物的药力渗入体内，进而激活和加强机体的免疫系统、神经系统、内分泌系统等多个系统的功能和联系，以温通经络、调和气血、祛湿散寒、消肿散结，从而防治疾病的一种方法。

二、历史溯源

此法首载于晋代葛洪的《肘后备急方》，其创立了治霍乱"以盐内脐中，上灸二七壮"的隔盐灸技术；灸肿令消法"取独颗蒜横截厚一分安肿头上，柱如梧桐子大，灸蒜上百壮"的隔蒜灸技术；治毒肿疼痛不可忍的隔椒灸技术等。后来又有发展《针灸逢源》治脱肛泻血"姜片置腧上，艾灸三十壮"的隔姜灸技术；《寿世保元》有治腹中有积、大便闭塞、心病诸痛"以巴豆肉捣为饼，填脐中，灸三壮"的隔巴豆饼灸技术。《本草纲目》治二便不通，"甘遂末以生面糊调敷脐中及丹田，仍艾灸三壮"的隔甘遂灸技术；还有《千金要方》治发背痈肿的隔豆豉饼灸技术，《外科发挥》治疮口不敛的隔附子饼灸技术等。历代医籍中所载述的间接灸技术有四十余种，除以上所述外，尚有铺灸技术、隔葱灸技术、隔附子灸技术、隔商陆饼灸技术、隔川椒灸技术、隔香附饼灸技术、隔木香饼灸技术、隔蓖麻仁灸技术、隔矾灸技术、隔药饼灸技术、隔核桃壳灸技术、隔黄土灸技术、隔韭菜灸技术、隔面饼灸技术、隔蛴螬灸技术、隔甘遂灸技术、隔葶苈饼灸技术、隔皂角灸技术、隔蟾灸技术、隔薤灸技术、隔桃叶灸技术、隔莨菪根灸技术、隔土瓜根灸技术、隔苦瓠灸技术、隔槟榔灸技术、隔蚯蚓泥灸技术、隔鸡子灸技术、隔酱灸技术、隔纸灸技术及隔麻黄灸技术等。

三、适应范围

（1）骨质增生、颈椎病、腰肌劳损、肩周炎、风湿、类风湿性关节炎、胃脘痛、腹痛、腹泻、肌肉酸胀等。

（2）痛经、软组织挫伤疼痛等。

（3）功能减退、免疫力下降等。

（4）慢性胃肠炎、慢性前列腺炎、耳鸣、高血压、蝴蝶斑等。

四、禁忌证

（1）头面部、重要脏器、大血管附近的穴位。

（2）高热、大量吐血、中风闭证、肝阳上亢、头痛。

（3）发热、月经期、妊娠期、中药过敏、姜片过敏、艾绒气味不能耐受、有出血性疾病、既往哮喘史。

（4）过饱、过劳、过饥、醉酒、大渴、大惊、大恐、大怒者应慎用。

五、评估

（1）主要临床表现，既往史，对热、疼痛以及气味的耐受程度。

（2）皮肤有无破损，流液，红肿，渗出。

（3）是否空腹，在月经期，妊娠期。

（4）有无药物过敏史及皮肤过敏史，有无出血性疾病，既往哮喘史，是否发热。

六、物品准备

1. 器具与材料

艾绒、生姜片（扎若干个眼）、打火机、镊子、纱布、棉签、大毛巾、灭灰缸、弯盘、点灸香等（图2-5）。

2. 术者准备

（1）艾炷制作：使用一次性弯盘，将艾条放于弯盘中用镊子将艾条研磨成绒状，再将艾绒制成直径为10mm，高约15mm的圆锥形艾炷。

（2）姜片制作：将姜块纵切成2~3mm厚的姜片，再在姜片上扎若干小孔。

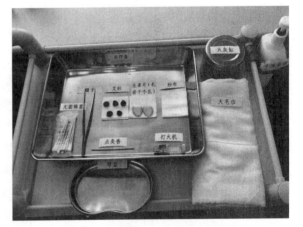

图2-5　隔物灸技术所需备品

七、操作要点

（1）核对医嘱，评估患者，做好解释。

（2）备齐用物，环境准备。屏风遮挡，避风保暖，室内温度与湿度适宜。

（3）取仰卧位，使全身放松，充分暴露施灸部位。

（4）遵医嘱选取穴位。

（5）（用镊子夹取）放置间隔物（姜片），放置艾炷、点燃（用点灸香点），记录时间。

（6）边施灸边弹灰边与患者沟通询问，观察艾炷燃烧情况，避免灰落烫伤。

（7）艾炷燃烧 2/3 时，将燃烧后的艾炷放置盛水的灭灰缸里。

（8）观察患者局部皮肤情况，施灸部位皮肤微红，属于正常现象。

（9）遵医嘱更换艾炷。

（10）灸毕，将艾炷放入灭灰缸内充分灭灰，拿掉姜片，用纱布点擦局部皮肤。

（11）观察施灸部位皮肤。

（12）治疗时间及疗程：根据病情，每日 1 次，7 日为 1 个疗程。治疗满 1 个疗程后评定疗效。

八、操作流程

隔物灸技术操作流程见图 2-6。

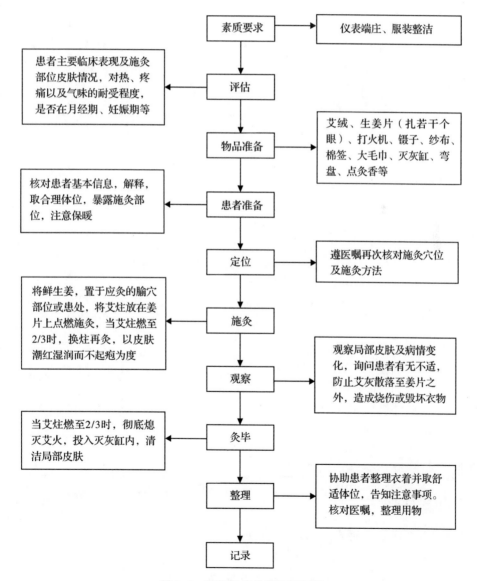

图 2-6　隔物灸技术操作流程图

九、评分标准

隔物灸技术操作考核评分标准见表 2-2。

表 2-2 隔物灸技术操作考核评分标准

项目	总分	技术操作要求	评分等级			
			A	B	C	D
素质要求	2	仪表端庄，服装整洁	2	1	0	0
评估	10	主要临床表现、施灸部位皮肤情况，对热、疼痛以及气味的耐受程度，月经期，妊娠期等	4	3	2	1
		解释操作目的及方法	3	2	1	0
		宣教内容正确	3	2	1	0
物品准备	5	洗手，戴口罩	2	1	0	0
		备齐并检查用物	3	2	1	0
安全与舒适	8	环境清洁，光线明亮	2	1	0	0
		核对医嘱	4	3	2	1
		患者体位舒适，安全	2	2	1	0
操作过程	55	核对医嘱，施灸穴位及方法	4	3	2	1
		取穴准确	6	4	2	0
		确定施灸部位，将间隔物放于穴位上	5	4	3	2
		点燃艾炷顶端放于间隔物上，待燃至 2/3 时用镊子夹取，灭灰，续接艾炷	10	8	6	4
		询问患者感受	2	1	0	0
		观察施灸部位皮肤	2	1	0	0
		艾炷燃至 2/3 时，施灸结束，取下间隔物，纱布清洁局部皮肤	10	8	6	4
		施灸后再次观察患者局部皮肤变化，询问施灸后感受	4	3	2	1
		协助患者取舒适体位，整理床单位	2	1	0	0
		告知相关注意事项，酌情通风	5	4	3	2
		再次核对医嘱	5	4	3	2
操作后	5	整理用物，洗手	3	2	1	0
		记录，签名	2	1	0	0
评价	5	技术熟练、动作轻巧、人文关怀	5	4	3	2
理论提问	10	回答正确、全面	10	8	6	4

十、注意事项

（1）施灸顺序自上而下，先头身，后四肢。

（2）防止艾灰脱离烧伤皮肤或衣物。

（3）注意皮肤情况，对糖尿病、肢体感觉障碍患者，需谨慎控制施灸强度，防止烧伤。

（4）施灸后，局部出现小水疱，无须处理，自行吸收。如水疱较大，用无菌注射器抽出疱液，并以无菌纱布覆盖。

十一、案例分享

1. 胃脘痛

本病多由外感寒邪，饮食所伤，情志不畅和脾胃素虚等病因而引发。胃主要病变脏腑，常与肝脾等脏有密切关系。胃气郁滞，失于和降是胃痛的主要病机。治疗以理气和胃为大法。

（1）辨证施护：证属脾胃虚寒之证者，施以温经散寒、消瘀散结之法。

（2）中医护理适宜技术：隔物灸技术。

（3）施灸穴位：中脘等穴。

（4）操作：按隔物灸技术操作步骤进行施灸（图 2-7）。每日 1 次，7 日为 1 个疗程。

2. 痛经

本病为最常见的妇科症状之一，指行经前后或月经期出现下腹部疼痛、坠胀，伴有腰酸或其他不适，症状严重影响生活质量者。痛经分为原发性痛经和继发性两类，原发性痛经指生殖器官无器质性病变的痛经；继发性痛经指由盆腔器质性疾病，如子宫内膜异位症、子宫腺肌病等引起的痛经。

（1）辨证施护：证属寒凝血瘀之证者，施以活血温阳、通络止痛之法。

（2）中医护理适宜技术：隔物灸技术。

（3）施灸穴位：关元、气海等穴。

（4）操作：按隔物灸技术操作步骤进行施灸（图 2-8）。每日 1 次，7 日为 1 个疗程。

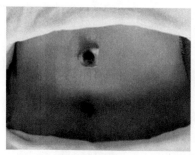 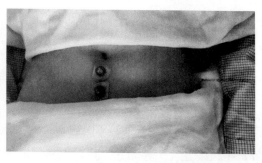

图 2-7　胃脘痛隔物灸施灸示意图　　　　图 2-8　痛经隔物灸施灸示意图

第三节　麦粒灸技术

一、定义

　　麦粒灸技术是将艾绒搓成麦粒样大小的艾炷直接置于皮肤上施灸，以达到防治疾病的一种方法。其特点是所需艾绒很少，烟雾小，刺激量可大可小，热穿透性明显。根据麦粒灸对皮肤的灼烫程度分为非化脓麦粒灸和化脓麦粒灸两种。非化脓灸是以达到温烫而不致诱发成灸疮为度。化脓灸刺激程度强，施灸后会出现起疱、化脓现象，最终会形成瘢痕。

二、历史渊源

　　麦粒灸是人类用火来防治疾病的伟大创举之一。我们中华民族的先贤们发现了用艾粒烧灼皮肤体表所引起的灼痛和化脓，蕴藏着巨大的防治疾病的潜力，由此便诞生了麦粒灸。《左传·成公十年》："疾不可为也，在肓之上，膏之下，攻之不可，达之不及，药不至焉，不可为也。"这里，"达"是指针刺，"攻"是指艾灸疗法。在《灵枢·经水》中记载"其治以针艾"，同时提出了"壮"的说法。"针艾"就是将质地极细的艾绒搓成锥形体的艾炷，上尖底平不松不紧的圆锥形，直接施于皮肤进行艾炷灸，施灸一炷就为一壮。这种艾灸技术一直被沿用到现代，就是我们现代人所说的麦粒灸。

三、适应范围

　　（1）蛇串疮、乳痈初期、瘿瘤等。

　　（2）肺痨、哮病、痿证、脱肛等。

　　（3）尪痹、慢性肠炎、月经不调、阳痿等。

　　（4）项痹病、腰痛、肩周炎等。

四、禁忌证

　　（1）中风闭证、阴虚阳亢、热毒炽盛、中暑高热。

　　（2）咯血吐血等出血性疾病、恶性肿瘤。

　　（3）急性传染病及昏迷、抽搐、躁动。

　　（4）施灸部位皮肤有炎症、创伤、皮肤病。

　　（5）孕妇的腹部和腰骶部。

　　（6）颜面部、心前区、体表大血管部和关节肌腱部不可用化脓麦粒灸。

（7）过度饥饿、感觉障碍者应慎用。

五、评估

（1）主要临床表现，既往史，对热、疼痛的耐受程度。

（2）是否空腹，有无感觉障碍。

（3）局部皮肤有无炎症、创伤、皮肤病。

六、物品准备

1. 器具与材料

麦粒状艾炷、中药油膏或凡士林、棉签、线香、镊子、纱布、打火机、灭灰缸等（图2-9）。

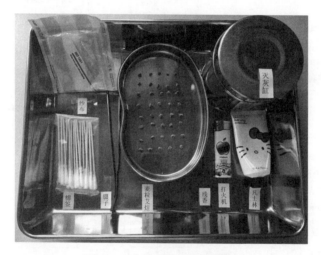

图 2-9　麦粒灸技术所需备品

2. 术者准备

麦粒状艾炷制作：选用柔细如棉的艾绒，一般选用黄色精制艾绒，其艾火温和，艾绒纤维易于按压或搓捻成大小、松紧不同、光滑的麦粒状艾炷。将艾绒少许置于左手食、中指之间，用拇、食、中三指将艾绒揉匀，形成适当大小的艾团，然后将艾团置于拇、食二指之间，大拇指向前，用力将艾团搓紧，艾团即成纺锤形，如麦粒大。左手捏住艾团，露出大部分，右手用无齿镊尖端紧紧夹住艾团露出部分根部，横向用力扯下，即形成圆锥形艾炷。

七、操作方法

（1）核对医嘱，评估患者，做好解释。

（2）备齐用物，环境准备。避风保暖，光线充足。

（3）根据患者施灸的部位，协助患者取合适的体位。

（4）暴露施灸部位，按医嘱正确选穴，涂抹中药油膏或凡士林。

（5）用镊子夹取麦粒样艾炷，放于相应穴位上，用线香点燃麦粒艾炷，燃烧至1/2时将其用镊子取走置于灭灰缸中，第二壮可放在第一壮的灰烬上，待燃烧至2/3时将其用镊子取走，由于有前两壮的适应，可减轻疼痛，以后每壮都即将燃烧完的时候再用镊子取走，根据医嘱实施壮数。

（6）施灸完毕，用纱布清洁皮肤。

（7）治疗时间及疗程：根据病情隔1~3日治疗1次，1个月为1个疗程。治疗满1个疗程后评定疗效。

八、操作流程

麦粒灸技术操作流程见图2-10。

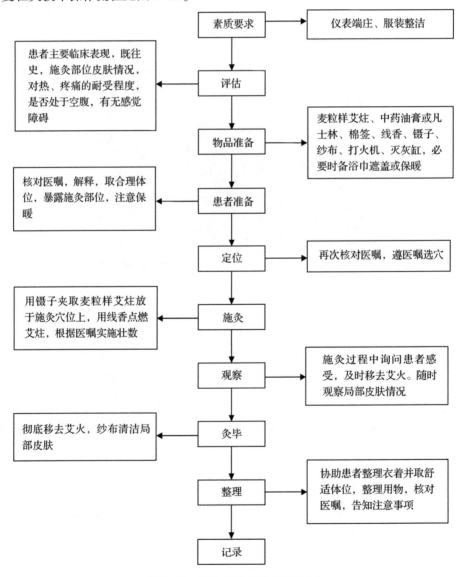

图 2-10　麦粒灸技术操作流程图

九、评分标准

麦粒灸技术操作考核评分标准见表 2-3。

表 2-3 麦粒灸技术操作考核评分标准

项目	总分	技术操作要求	评分等级			
			A	B	C	D
素质要求	2	仪表端庄、服装整洁	2	1	0	0
评估	10	临床表现、既往史，施灸部位皮肤情况，对热、痛的耐受程度，是否空腹，有无感觉障碍等	4	3	2	1
		解释操作目的及方法	3	2	1	0
		宣教内容正确	3	2	1	0
物品准备	7	备齐并检查用物	2	1	0	0
		洗手，戴口罩	2	1	0	0
		核对医嘱全面（包括床号、姓名、诊断、证型、穴位或部位、壮数）	3	2	1	0
安全与舒适	6	环境清洁、光线明亮，无流动风	3	2	1	0
		患者体位舒适、安全，注意遮挡与保暖	3	2	1	0
操作过程	55	遵医嘱选择施灸穴位正确，涂抹油膏或凡士林	6	4	2	0
		核对医嘱全面	3	2	1	0
		夹取麦粒艾炷，点燃艾炷，施灸方法正确	6	4	3	2
		按要求更换壮数	5	3	2	1
		询问患者感受，及时移去艾火	6	4	2	1
		按医嘱灸至局部皮肤相应程度，施灸时间合理	5	4	3	2
		施灸完毕，去除艾灰，清洁皮肤	4	3	2	1
		观察局部皮肤情况，询问患者有无不适	4	3	2	1
		核对医嘱全面	3	2	1	0
		整理用物	3	2	1	0
		协助患者整理衣着并取舒适体位，整理床单位	5	4	3	2
		告知相关注意事项，酌情通风	5	4	3	2
操作后	5	整理用物，洗手	2	1	0	0
		记录，签名	3	2	1	0
评价	5	技术熟练、动作轻巧、人文关怀	5	4	3	2
理论提问	10	回答正确、全面	10	8	6	4

十、注意事项

（1）向没有麦粒灸经历的患者说明施灸过程和刺激特点，提高患者的依从性。

（2）施灸过程中询问患者局部皮肤有无灼痛感。要求患者出现灼痛时立刻呼"烫"，而不要移动肢体。以便及时用镊子拣除残余艾炷，不致因为灼痛乱动肢体，不能及时移去艾火。

（3）麦粒灸施灸后局部穴位的火伤程度，可见红晕、黄瘢点、小水疱、化脓结痂等多种现象。

（4）选穴宜少而精，每次 2~4 穴为宜。

（5）定位要准确，以免修正定位造成更多、更大的灸痕。

（6）化脓麦粒灸施灸后会留有瘢痕，灸前须征得患者的知情同意。

（7）灸后起疱较小者可待其自行吸收，水疱较大者可用消毒针穿破，放出液体，外敷消毒干敷料。

（8）施行非化脓麦粒灸后可以正常洗浴。化脓麦粒灸的灸疮上，用防水创可贴盖上后可以洗浴，采用淋浴，洗浴应避免触碰疮面，不要洗脱灸痂及过多浸泡。

十一、案例分享

1. 慢性泄泻（慢性肠炎、肠功能紊乱）

本病是由脾虚湿滞内生，肾虚脾失温煦，使清浊不分，水谷不化所致。症状可见：排便次数增多，便质稀薄。

（1）辨证施护：证属寒湿困脾之证者，施以运脾化湿、温煦脾肾之法。

（2）中医护理适宜技术：麦粒灸技术。

（3）施灸穴位：主穴：气海、大肠俞。配穴：脾虚加脾俞、足三里；肾虚加关元、命门。

（4）操作：按麦粒灸技术操作步骤进行施灸（图 2-11）。每次施灸 2~4 穴，每穴 7~9 壮，隔日施灸 1 次，治疗 1 个月为 1 个疗程。疗程间隔休息 1 周，连续治疗 3 个月。

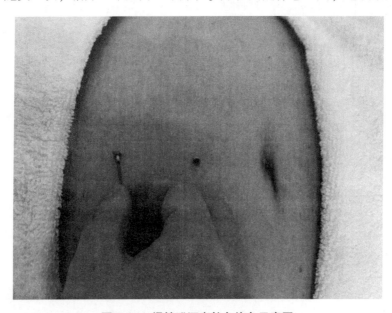

图 2-11　慢性泄泻麦粒灸施灸示意图

2. 尪痹（类风湿关节炎）

本病由风寒湿邪客于关节，气血痹阻所致的骨关节疾病。表现为慢性、对称性、多滑膜关节炎和关节外病变，好发于手、腕、足等小关节，反复发作，呈对称分布。早期有小关节疼痛、肿胀、晨僵，晚期关节可出现不同程度的僵硬畸形。

（1）辨证施护：证属风湿痹阻之证者，施以祛风化湿、温煦脾肾之法。

（2）中医护理适宜技术：麦粒灸技术。

（3）施灸穴位：主穴：肾俞、足三里。配穴：风寒湿阻配大椎、风门；风热湿痹配曲池、身柱；肾阳亏虚配关元、命门。

（4）操作：按麦粒灸技术操作步骤进行施灸（图2-12）。每次施灸2~4个穴位，每穴7~9壮，每周施灸2~3次，1个月为1个疗程。疗程间隔休息1周，治疗4~6个疗程。

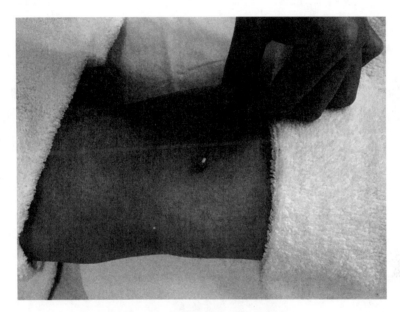

图2-12 尪痹麦粒灸施灸示意图

第四节　雷火灸技术

一、定义

雷火灸技术是将特殊药物处方制成的艾条，点燃后悬灸穴位，利用药物燃烧时发出的红外线及热能，达到温经通络、疏风散寒、活血化瘀、消肿止痛目的的一种方法。

二、历史渊源

灸疗是我国古代人民同疾病斗争中总结出来的一种治疗方法。远古时期，人们在烘烤食物和取暖中可能偶尔不慎被火烧灼，而减轻了某些病痛；或烤灼腹部缓解了腹部的寒痛及胀满等症状，于是大家主动用火烧灼治疗更多的疾病，产生了最初的灸疗。此时材料简单，比如树枝等。早在《黄帝内经》时期就明确记载了灸疗的效用，《灵枢·官能》中有"针所不及，灸之所宜"。这一时期，灸疗得到了很大的发展。三国时期出现了灸疗的专著《曹氏灸方》，明代叶广祚有《采艾编》，清代吴亦鼎《神灸经论》等历史上有影响的灸疗专著，在宋代还出现了专门施灸的医师，灸分为了火热灸和非火热灸，火热灸分为悬灸与实按灸，明代出现的"雷火神灸"就属于火热灸中的实按灸，在漫长岁月里，灸疗受到了相当的重视并得到了长足的发展，并逐步发展成为"雷火灸"。

三、适应范围

（1）颈椎病、风湿病、胃脘痛、泄泻等。

（2）脱肛、遗尿、虚脱、休克等。

（3）乳痈、瘰疬、瘿瘤等。

（4）失眠、干眼症、过敏性鼻炎、各种疼痛、皮肤病、肥胖症等。

（5）虚劳诸疾和预防保健。

四、禁忌证

（1）青光眼、眼底出血。

（2）妇女月经期、妊娠期。

（3）心脏病、高血压。

（4）呼吸衰竭、哮喘。

（5）一般空腹、过劳、过饱、过饥、醉酒、极度疲劳、月经期和对灸法恐惧者应慎用。

五、评估

（1）主要临床表现，既往史，过敏史，治疗部位皮肤情况、对热、疼痛的耐受程度。

（2）心理状况及配合程度。

（3）是否空腹，在月经期、妊娠期。

六、物品准备

器具与材料：雷火灸、大头针、灸盒（单孔或双孔）、酒精灯、打火机等（图2-13）。

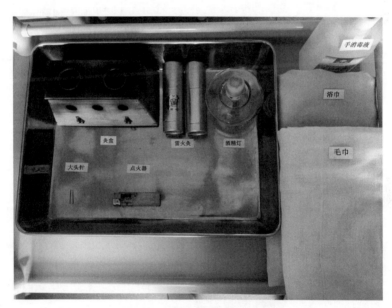

图 2-13　雷火灸技术所需备品

七、操作要点

（1）核对医嘱，评估患者，做好解释。

（2）备齐用物，环境准备。屏风遮挡，避风保暖，室内温度与湿度适宜。

（3）根据治疗部位，协助取舒适体位，充分暴露施灸部位。

（4）按医嘱正确取穴。

（5）点燃雷火灸放入灸盒，置于穴位上，妥善固定。

（6）20分钟后将灸盒取下，取出雷火灸并熄灭，以施灸部位皮肤红润为度。

（7）清洁并评估皮肤。

（8）交代注意事项。

（9）治疗时间及疗程：每日灸 1 次，每 10 日为 1 个疗程。可连续做 1~2 个疗程后再评定效果。

八、操作流程

雷火灸技术操作流程见图 2-14。

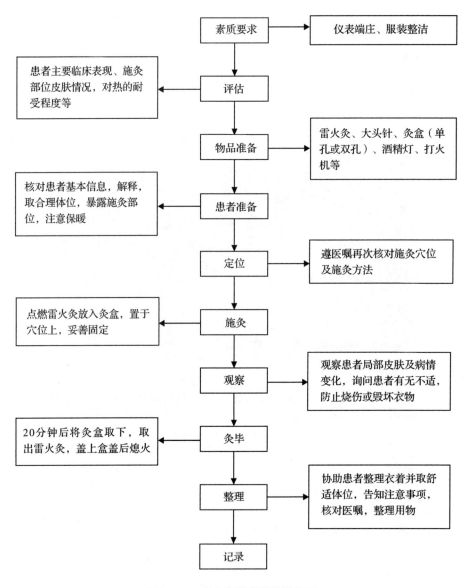

图 2-14　雷火灸技术操作流程图

九、评分标准

雷火灸技术操作考核评分标准见表2-4。

表2-4 雷火灸技术操作考核评分标准

项目	总分	技术操作要求	评分等级			
			A	B	C	D
素质要求	2	仪表端庄，服装整洁	2	1	0	0
评估	10	主要临床表现、治疗部位皮肤情况，对热的耐受程度等	4	3	2	1
		解释操作目的及方法	3	2	1	0
		宣教内容正确	3	2	1	0
物品准备	5	洗手，戴口罩	2	1	0	0
		备齐用物并检查用物	3	2	1	0
安全与舒适	8	环境清洁、光线明亮	2	1	0	0
		核对医嘱	3	2	1	0
		患者体位舒适、安全	3	2	1	0
操作过程	55	核对医嘱、施灸部位及施灸方法	4	3	2	1
		按医嘱正确取穴	3	2	1	0
		点燃雷火灸放入灸盒，用大头针固定	5	4	3	2
		将灸盒置于穴位上，妥善固定	5	4	3	2
		调整距离，防止烧伤	5	4	3	2
		灸至皮肤稍起红晕，施灸时间合理	8	6	4	2
		观察局部皮肤及病情，询问患者有无不适	8	6	4	2
		施灸完毕，取出雷火灸并确认完全熄灭	5	4	3	2
		清洁局部皮肤	2	1	0	0
		告知相关注意事项，酌情通风	5	4	3	2
		协助患者整理衣着并取舒适体位，整理床单位	3	2	1	0
		再次核对医嘱	2	1	0	0
操作后	5	整理用物，洗手	3	2	1	0
		记录，签名	2	1	0	0
评价	5	技术熟练、动作轻巧、人文关怀	5	4	3	2
理论提问	10	回答正确、全面	10	8	6	4

十、注意事项

（1）施灸时，火头应与皮肤保持用灸的距离，以免烫伤。

（2）治疗中，随时注意患者的表情，以患者能忍受为宜，以避免灼伤。

（3）施灸时需暴露操作部位，冬季应注意保暖，避风寒；夏季高温时应防中暑，注意室内温度的调节并开排风扇，保持室内空气新鲜。

（4）灸盒要随时移动，上下左右移动均可，以防烫伤。

（5）施灸后请勿即刻冲洗施灸部位，以免影响疗效。

（6）施灸后皮肤出现微红发热，属于正常现象。如灸后出现小水疱，无须处理，可自行吸收。如水疱较大，可用无菌注射器抽去泡内液体，覆盖消毒纱布，保持干燥，防止感染。

十一、案例分享

1. 腰痛病（腰椎间盘突出症）

本病是由于外伤、退变等原因造成纤维环后凸或断裂，髓核脱出，压迫脊神经或马尾神经，主要表现为腰部疼痛、下肢放射痛、脊柱侧弯、麻木感等。遇风、寒、暑、湿邪气侵犯腰腿部时，可加重或诱发腰腿痛。

（1）辨证施护：证属经络瘀阻之证者，施以通经活络、活血化瘀之法。

（2）中医护理适宜技术：雷火灸技术。

（3）灸疗部位：腰椎及腰骶椎部、患侧臀部。穴位：环跳、委中。

（4）操作：按雷火灸技术操作步骤进行施灸（图2-15）。每日灸1次，每10日为1个疗程。

2. 妇女腹痛病（盆腔炎）

本病是由于分娩、流产、经期瘀血未尽，或被湿热邪侵犯，或有不洁之物带入胞宫等因素致使瘀血、邪热、湿热毒侵犯胞宫，损伤冲任二脉而引发本病。

（1）辨证施护：证属湿热邪毒、瘀血凝结之证者，施以清热祛湿、活血化瘀之法。

（2）中医护理适宜技术：雷火灸技术。

（3）灸疗部位：左右少腹、小腹、骶髂关节。穴位：关元、气海、足三里、三阴交、带脉、阿是穴。

（4）操作：按雷火灸技术操作步骤进行施灸（图2-16）。每日灸1次，每10日为1个疗程。一般灸1~2个疗程。

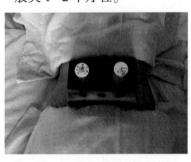 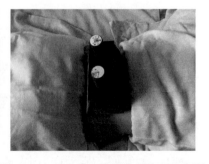

图2-15　腰病雷火灸施灸示意图　图2-16　妇女腹痛病雷火灸施灸示意图

第五节　督脉灸技术

一、定义

督脉灸又称长蛇灸。督脉中医称之为"阳脉之海"，总督一身之阳。暑夏三伏天、冬季三九天是督脉灸祛病的最佳季节，可以起到冬病夏治、夏病冬治效果。盛夏天气炎热人体阳气最盛，借助暑夏之伏天（阳中之阳）炎热之气候，能起到强壮真元，祛邪扶正，腠理疏松，百脉通畅，鼓动气血流畅，防病保健，治愈顽疾的作用。督脉灸刺激背部督脉和督络，具有单次治疗时间长、作用持久、疗效可靠，且安全无副作用的特点，通过经络、腧穴、药物、艾灸、发泡等多种因素共同作用，发挥经络的调节作用，从而达到益肾通督、温阳散寒、壮骨透肌、破瘀散结、通痹止痛的功效，对脊柱疾病的治疗更具有其他单一疗法所无法比拟的优势，被誉为"灸中之皇"。

二、历史溯源

《灵枢集注·背俞》："五脏之俞，本于太阳，而应于督脉。"《素问·骨空论》记载："督脉总督一身之阳气"，督脉生病治督脉，治在上，用骨、针、药熨。督脉灸涵括了经络、药物、艾灸、姜泥等多种因素的综合优势，通过激发协调诸经，发挥平衡阴阳、抵御病邪、调整虚实的作用，在抵御外邪和增强人体阳气方面有着十分重要的作用。《说文解字》中有"灸，灼也，从火音'久'，灸乃治病之法，以艾燃火，按而灼之"。从而抵抗疾病。古人称之为"阳脉之海"，发挥温煦机体，抵御外邪的功能。中医的养生密招督脉灸，就是在督脉上艾灸，借助督脉总督阳气的作用，激发出人体自身的阳气，又将这种温热，通过复杂有序的经络系统层层传递到全身，恢复人体的自愈力。

随着现代科技的进步，人们对生活质量的追求越来越高，对自身的防病保健意识也日益增强。作为祖国医学传统外治法之一，灸疗的保健也被更多的人采纳。而督脉灸则是最适合的一种大灸疗法。其施灸面广、艾炷大、火气足、温通力强，非一般灸法所及。

三、适应范围

（1）泌尿系统：肾风、慢性肾炎、慢性肾衰、淋证、前列腺增生、癃闭等。
（2）呼吸系统：咳嗽、哮证等。
（3）消化系统：胃脘痛、腹痛、泄泻、食欲不振等。

（4）妇科：肾阳虚、痛经、月经不调、产后调养、盆腔炎等。

（5）风湿及骨伤科：颈项痹病、肩凝证、腰椎间盘突出症、骨痹、腰肌劳损等。

（6）亚健康状态调整：面色晦暗、疲乏懒散、畏寒肢冷、易着凉感冒、失眠多梦、免疫力低下等。

四、禁忌证

（1）阴虚火旺。症状：下午或晚上身体或脸颊发热发烫；身体燥热不喜多衣，手足心发热；心烦，失眠多梦；盗汗；总是口干咽燥；大便干结难解；小便少，颜色深黄；舌体薄瘦，舌质干红或有裂纹，无苔或少苔；脉细数。或伴有口腔溃疡反复发作；伴头昏，腰酸乏力等。

（2）阴虚阳亢。症状：舌红无苔，舌体干燥；两颊潮红发热；盗汗；五心烦热；咳血；视物不清；形体消瘦干枯；烦躁失眠；麻木拘急；或遗精，性欲亢进等。

（3）湿热过盛。症状：舌质很红，舌苔厚黄；大便干燥难解且黏滞；小便深黄；皮肤油腻总是长脓包型痘痘、痤疮等；口气很重。

（4）各种实证（如有咳黄痰、发热、肺部感染、支气管扩张、咯血及各种出血性疾病者）暂不宜用此灸法。

（5）皮肤过敏以及特殊人群如：孕妇、月经期妇女、幼儿等不宜施灸。

（6）患者空腹或饭后、过度疲劳、精神高度紧张患者不宜施灸。

五、评估

（1）评估患者证候主症、体质、既往史。

（2）评估局部皮肤有无破溃、疖肿、渗出等，及对热的耐受程度。

（3）评估患者对艾绒味道是否能接受。

（4）评估患者对姜是否有过敏史；是否在空腹、月经期、妊娠期等；有无出血性疾病。

六、物品准备

（1）器具与材料：纱布、打火机、治疗巾、大浴巾、温毛巾、勺子、镊子、弯盘、督脉灸治疗器、灭灰缸（缸内加水）（图2-17）。

（2）药品：艾绒。

（3）术者准备：鲜姜泥（将2500~3000g鲜姜打碎后，滤去姜汁）。

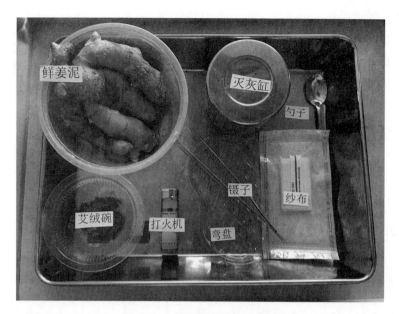

图 2-17 督脉灸技术所需备品

七、操作方法

（1）核对解释：核对患者身份，介绍自己，向患者说明督脉灸治疗的目的、注意事项，以取得患者配合。

（2）环境准备：要求病室内排风、换气良好，关闭门窗、注意保暖，室内温度与湿度适宜。

（3）评估患者：观察局部皮肤有无破损、红肿、渗出，皮肤病等。询问患者是否空腹，在月经期、妊娠期、有无姜过敏史及皮肤过敏史；有无出血性疾病；患者心理状况是否良好。

（4）患者体位：患者取俯卧在床上，充分暴露背部。用浴巾铺在脊柱两侧，避免受凉。注意患者保暖，保护隐私。

（5）选取穴位：取大椎穴至腰俞穴穴区，用温毛巾常规擦拭施灸部位。垫督脉灸治疗器。

（6）铺姜：将姜泥预热一下，用勺子在脊柱正中线及其两侧将姜泥平铺成规则的长方形姜带，宽度15cm，姜泥厚度3~5cm。施灸部位旁铺治疗巾，艾绒碗及镊子置于治疗巾上。

（7）铺上艾绒：用镊子夹取艾绒均匀置于姜带上，宽5cm，厚3cm，点燃艾绒（顺序先上后下）选取头、身、尾三点，让其自然燃烧。5~10分钟燃尽后，可更换新艾绒施灸20~30分钟，一般患者可以灸治3壮，体质寒湿过重患者可以辅灸5壮。

（8）观察：在进行督脉灸时一定需要专业的医务人员在患者旁边守护，随时询问患者感受，观察皮肤的耐热情况，避免因艾灸火力强盛烧伤患者，或因患者燥动打翻艾炷导致烧伤或火灾。当室内烟雾过大时应该打开排气扇进行通风排烟，避免因长期吸入烟雾而导致呼吸道损伤。

（9）灸毕：施灸完毕后，移除燃烧完全的艾炷至回收缸（注意避免灼伤患者）。撤除督脉灸治疗器，姜泥扔医用垃圾桶，治疗器置于回收桶。

（10）清洁皮肤：灸治后纱布擦拭皮肤，注意观察患者皮肤有无红肿、水疱等情况。患者脊柱上出现红色灸印为有效灸治，还可以等艾炷燃烧完全后用一大橡皮膏将姜泥固定在脊柱上留灸4~6小时，此方法主要用于寒湿内盛、久病不愈的慢性病患者。可使得其温灸时间大大延长，提高辅灸的临床效果。

（11）治疗时间及疗程：暑夏三伏天是"督脉灸"祛病的最佳季节。连续3次为1个周期，间隔7~10日。每年督脉灸1次，连续3年为1个疗程。

八、操作流程

督脉灸技术操作流程见图2-18。

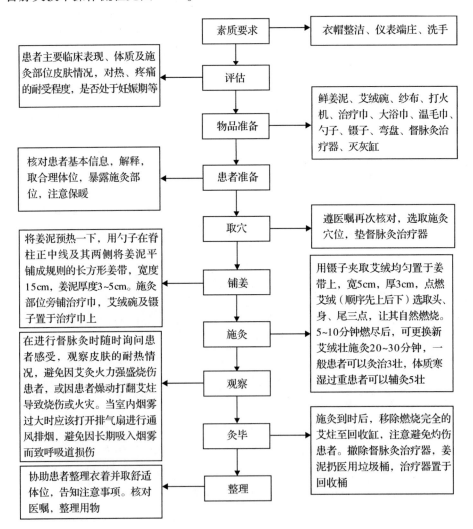

图2-18　督脉灸技术操作流程图

九、评分标准

督脉灸疗法技术操作考核评分标准见表2-5。

表2-5 督脉灸疗法技术操作考核评分标准

项目	总分	技术操作要求	评分等级			
			A	B	C	D
仪表	2	仪表端庄，服装整洁	2	1	0	0
评估	10	临床表现、施灸部位皮肤、对热耐受程度等	4	3	2	1
		解释操作目的及方法	3	2	1	0
		宣教内容全面	3	2	1	0
操作前准备	6	备齐并检查用物，按顺序放置	3	1	0	0
		洗手，戴口罩	3	0	0	0
安全与舒适	7	环境清洁、光线明亮、病室内排风、换气良好	3	1	0	0
		患者体位舒适、铺大浴巾，注意保暖，保护患者隐私	4	2	1	0
操作过程	55	核对医嘱、施灸穴位及施灸方法	4	3	2	1
		取穴准确，常规清洁皮肤，铺治疗巾、艾绒碗及镊子置于治疗巾上	5	4	3	2
		加热姜泥，铺姜位置宽度、厚度准确	8	6	4	2
		点燃艾绒，顺序及方法正确	5	4	3	2
		施灸时间合理	5	4	3	2
		灸至局部皮肤稍起红晕，观察局部皮肤及病情，询问患者有无不适	8	6	4	2
		施灸完毕，确认艾火完全熄灭，撤除治疗器，医用回收物品分配合理。	5	4	3	2
		清洁局部皮肤，注意观察患者皮肤有无红肿、水疱等情况，留灸患者合理安排时间	5	4	3	2
		告知相关注意事项，酌情通风	5	4	3	2
		协助患者整理衣着并取舒适体位，整理床单位	2	1	0	0
		再次核对医嘱	3	2	1	0
操作后	5	整理用物，洗手	3	2	1	0
		记录，签名	2	1	0	0
评价	5	技术熟练、动作轻巧、人文关怀	5	4	3	2
理论提问	10	回答正确、全面	10	8	6	4

十、注意事项

（1）督脉灸要注意防火，现代人的衣着不少是化纤、羽绒等质地的，很容易燃着。因此，施灸时一定要注意防止落火，尤其是用艾炷灸时更要小心，以防艾炷翻滚脱落。在灸治的过程中如果患者感觉皮肤灼热，应该在灼热部位加垫沙布块，避免患者皮肤烧伤。如果有灼伤起疱现象，应该在 3 天后用无菌注射器抽吸疱液，外涂龙胆紫保护疮面。

（2）治疗前 1 个小时禁食。患者不宜空腹或饭后立即施灸。

（3）治疗前过度疲劳、精神高度紧张患者不宜施灸，防止虚脱。

（4）施灸过程中，注意观察患者有无不适，如患者出现面色苍白、出冷汗等不适症状，应停止施灸。对艾条气味敏感的患者，若出现咳喘、胸闷等不适症状，应停止施灸，报告医生及时处理。

（5）督脉灸要注意保暖和防暑，因施灸时要暴露部分体表部位，在冬季要保暖，在夏天高温时要防中暑，同时还要注意室内温度的调节和开换气扇，及时换取新鲜空气。

（6）患者灸后全身毛孔开放，故而应避风，避免感冒；4 小时后方可洗澡但不能搓澡，避免发生皮肤感染。

（7）治疗后多饮温开水，补充排毒丢失的水分。不宜过量运动，以免汗出过多，导致气阴两伤。

（8）治疗期间需注意忌食辛辣、腥膻刺激之品，戒烟、酒；慎食大量肥甘滋腻之品。避免进食寒凉食物，使寒湿停留于体内，影响辅灸效果。

十一、案例分析

1. 阳虚体质

阳虚质患者多见怕冷，畏寒肢冷，易发感冒，或食凉腹泻，或是颈、腰、膝、踝等关节怕凉，不耐寒冷等。在灸法调理的过程中，选用督脉灸，可以调理一身之阳气，增强人体抗御病邪的能力。

（1）辨证施护：证属脾肾阳虚之证者，施以益肾通督、温阳散寒之法。

（2）中医护理适宜技术：督脉灸技术。

（3）施灸穴位：取大椎穴至腰俞穴穴区。

（4）操作：按督脉灸技术操作步骤进行治疗（图 2-19），每次间隔 7 天，连续 3 次为 1 个周期。3 周期为 1 个疗程。

2. 痹证

妇科产后常见关节疼痛、酸痛、畏寒恶风，重者麻木为主症。多见于冬春严寒季节分娩者，多责于生产失血耗气，产褥期起居

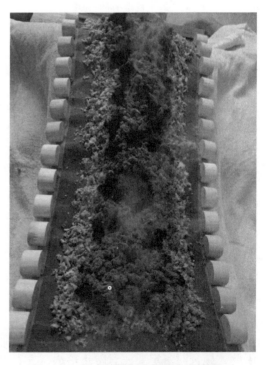

图 2-19 阳虚体质督脉灸施灸示意图

不慎，受风寒所致。

（1）辨证施护：证属气血亏虚，瘀血留滞之证者，施以温经通络、扶正驱邪、培元固本之法。

（2）中医护理适宜技术：督脉灸技术。

（3）施灸穴位：大椎穴到腰骶部八髎穴。

（4）操作：按督脉灸技术操作步骤进行治疗（图2-20），隔日1次，3次为1个疗程。共需2个疗程。

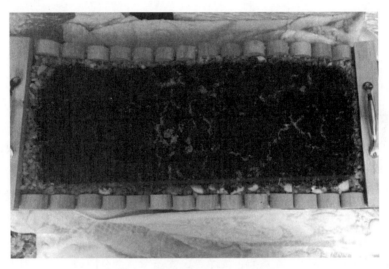

图2-20 痹证督脉灸施灸示意图

第六节　脐灸技术

一、定义

脐灸技术是以脐（神阙穴）处为用药部位，利用脐部皮肤薄、敏感度高、吸收快的特点，借助艾火的纯阳热力，透入肌肤，刺激组织，以激发经气，疏通经络，促进气血运行，调节人体阴阳与脏腑功能，从而防治疾病的一种方法。

二、历史溯源

我国现存最早的医学理论著作《黄帝内经》中记载了许多关于脐灸技术的论述。早在殷商时期，太乙真人就用熏脐法治病；彭祖也用蒸脐法疗疾。晋代葛洪《肘后方》则率先总结和提倡脐疗，开创了药物填脐疗法的先河。此后，脐疗历经各朝代的发展，直至晚清进入了其发展的鼎盛时期。中医外治宗师、清代吴师机所著的《理瀹骈文》，书中更是作了系统地阐述，曰："神奇变幻，上可以发泄造化五行之奥蕴，下亦扶危救急层见叠出而不穷。且治在外则无禁制，无窒碍，无牵掣，无沾滞。世有博通之医，当于此见其才。"

三、适应范围

（1）胃痛、痞满、呕吐、泄泻、痢疾、纳呆。

（2）妇女月经不调、痛经、崩漏、带下、滑胎、不孕、男子遗精、滑精。

（3）癃闭、腹水、水肿、黄疸。

（4）调理风寒痹证及诸痛证。

（5）调理自汗、盗汗、惊悸、失眠。

（6）虚劳诸疾和预防保健。

四、禁忌证

（1）外感温病、阴虚内热、实热证。

（2）恶性肿瘤。

（3）妊娠期、哺乳期。

（4）急性传染病及高热、昏迷、抽搐、躁动。

（5）脐周局部皮肤有炎症、创伤、溃疡，感觉障碍。

（6）对脐灸药物有明确过敏史。

（7）一般空腹、过劳、过饱、过饥、醉酒、大渴、大惊、大恐、大怒者，月经期妇女和对灸法恐惧者应慎用。

五、评估

（1）主要临床表现、既往史。

（2）对热、疼痛的耐受程度。

（3）局部皮肤有无破损、流液、红肿、渗出。

（4）是否空腹，在月经期、妊娠期。

（5）有无药物过敏史及皮肤过敏史，如皮肤划痕、胶布过敏等。

六、物品准备

（1）器具与材料：面粉、水、蜂蜜、黄酒、艾绒、纸板、75%酒精、酒精灯、卵圆钳、点火器、棉质洞巾等（图2-21、图2-22）。

（2）药品：脐灸药粉。

（3）术者准备：

①面碗制作：使用面粉制作一次性的面碗。取面粉适量，以1:1~1:1.5的比例用水调和，做成上宽下窄的圆桶状面碗。底部直径7cm，高度3cm，面碗底部中间开孔，开孔应比患者的脐孔稍大，直径2~3cm；面碗顶部略宽，直径8cm，高度5cm以方便使用。

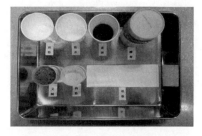

图2-21 脐灸技术所需备品

②脐灸药饼制作：取中药细粉10~15g，用黄酒3~5mL将其调至略干药泥，加入蜂蜜2~5mL，使药泥呈黏稠糊状以制成直径2~3cm，厚2cm药饼，用针刺5~7个小孔。

③艾塔制作：将纸板对折，折叠成漏斗形状，取艾绒放入制作好的三角形漏斗内，用手指压实。制作好的艾塔高度3cm，底部直径2~3cm。脐灸1次准备3~5壮艾塔。

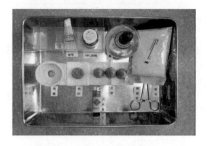

图2-22 脐灸技术所需备品

七、操作要点

（1）核对医嘱，评估患者，做好解释。

（2）备齐用物，环境准备。屏风遮挡，避风保暖，室内温度与湿度适宜。

（3）取仰卧位，使全身放松，充分暴露脐部。

（4）用75%酒精在脐局部常规消毒，面积为5cm×5cm。

（5）棉质洞巾盖于腹部，洞巾中央对准脐部，两侧折于身下。

（6）将制作好的一次性面碗带孔窄面朝下置于脐部。

（7）取一脐灸药饼，从面碗罐内填满脐孔，以填平脐灸面碗底部圆孔为宜。

（8）点燃酒精灯，用卵圆钳夹持艾塔点燃后置于药饼上。连续施灸 3~5 壮，30~50 分钟，以脐周局部皮肤红润为度。

（9）施灸后除去面碗，用医用胶布固封脐中药饼，12 小时后自行揭下，并用温开水清洗脐部。

（10）治疗时间及疗程：根据病情每日或隔日 1 次，10 次为 1 个疗程。治疗满 1 个疗程后评定疗效。体形胖、体质壮者可酌情增加次数至 15 次为 1 个疗程。

八、操作流程

脐灸技术操作流程见图 2-23。

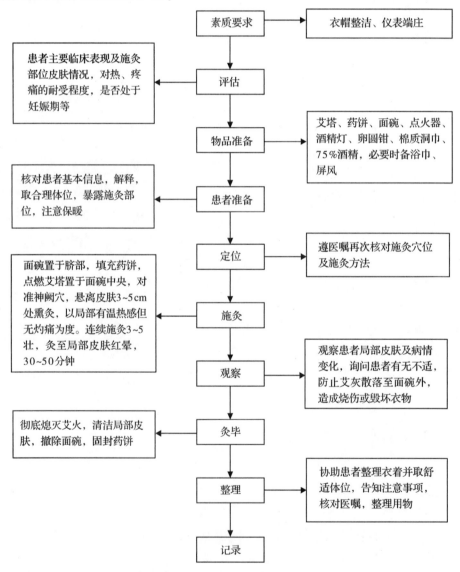

图 2-23 脐灸技术操作流程图

九、评分标准

脐灸技术操作考核评分标准见表 2-6。

表 2-6 脐灸技术操作考核评分标准

项目	总分	技术操作要求	评分等级			
			A	B	C	D
素质要求	2	仪表端庄，服装整洁	2	1	0	0
评估	10	患者主要临床表现及施灸部位皮肤情况，对热、痛的耐受程度，是否在妊娠期等	4	3	2	1
		解释操作目的及方法	3	2	1	0
		宣教内容正确	3	2	1	0
操作前准备	5	洗手，戴口罩	2	1	0	0
		制作面碗，药饼，艾塔	2	1	0	0
		备齐并检查用物	1	0	0	0
安全与舒适	8	环境清洁、光线明亮	2	1	0	0
		核对医嘱	3	2	1	0
		患者体位舒适、安全	3	2	1	0
操作过程	55	核对医嘱、施灸穴位及施灸方法	4	3	2	1
		乙醇脐部常规消毒，面积符合要求	3	2	1	0
		放置面碗，填入药饼，点燃艾塔，灸法正确	5	4	3	2
		艾塔与皮肤距离符合要求	5	4	3	2
		更换艾塔，及时将面碗中央艾灰拨至四周	5	4	3	2
		灸至局部皮肤稍起红晕，施灸时间合理	8	6	4	2
		观察局部皮肤及病情，询问患者有无不适	8	6	4	2
		施灸完毕，确认艾火完全熄灭，撤下面碗	5	4	3	2
		清洁局部皮肤，固封药饼	2	1	0	0
		告知相关注意事项，酌情通风	5	4	3	2
		协助患者整理衣着并取舒适体位，整理床单位	3	2	1	0
		再次核对医嘱	2	1	0	0
操作后	5	整理用物，洗手	3	2	1	0
		记录，签名	2	1	0	0
评价	5	技术熟练、动作轻巧、人文关怀	5	4	3	2
理论提问	10	回答正确、全面	10	8	6	4

十、注意事项

（1）脐灸治疗时，艾塔放置在面碗内，其顶端不宜高于面碗边缘，以防止艾塔滚翻，艾火脱落，引起烧伤。

（2）脐灸治疗时，注意保暖，尽量减少皮肤直接裸露在外。

（3）脐孔内常有污垢，脐灸治疗时，一般应先用 75% 酒精棉球对脐部进行常规消毒，以免发生感染。

（4）脐灸药饼所用药物需辨证用药，方能提高疗效。

（5）脐部皮肤娇嫩，脐灸壮数较多或时间较长时，可先在脐部涂一层凡士林后再做脐灸，可避免脐部皮肤起疱。在给小儿用药时尤应注意，可适当减少脐灸时长，以不超过 30 分钟为宜，避免烫伤。

（6）脐灸治疗过程中要加强巡视，密切观察患者反应，及时询问有无不适，施灸部位出现痒、热、微痛等为正常现象。如灼热、疼痛不能忍受，要及时调整艾塔，避免灼伤。

（7）由于脐部吸收药物较快，故用药开始 1~2 日内，个别患者会出现腹部不适或隐痛感，一般 3~5 日会自行消失。

（8）慢性病和预防保健应用脐灸时，每个疗程间可休息 3~5 日。以免引起脐部过敏反应。

（9）脐灸治疗后，局部皮肤有色素沉着为正常反应。

（10）脐灸治疗后嘱患者注意休息，多饮温开水，12 小时内禁洗冷水澡，以免受凉。

（11）脐灸治疗时晕灸者虽罕见，但也有发生。治疗过程中若患者出现头晕、恶心、面色苍白、脉细手冷、血压降低、心慌汗出等症状时，应立即停止脐灸，平卧，急灸足三里 3~5 壮可解。

（12）脐灸治疗过程中若艾火热力过强，施灸过重，皮肤发生水疱时应予以适当处理。如水疱不大，只要注意不被擦破，几日后即可吸收而愈；水疱较大者，可用无菌针头沿皮穿刺，放出水液，外敷无菌敷料保护，数日内即可痊愈。

（13）脐灸治疗后一般用医用胶布固封，个别患者对胶布等发生过敏反应，可见局部瘙痒、红赤、丘疹等现象。可暂停用脐灸，外涂脱敏软膏，也可改用纱布包扎固定。

十一、案例分享

1. 泄泻

本病是一种常见的胃肠道功能紊乱性疾病，其特征为持续或间歇发作的腹痛，腹胀，排便习惯改变和大便性状异常。情志、饮食、寒热、劳倦等因素均可诱发或加重本病。

（1）辨证施护：证属脾胃虚弱之证者，施以温中理气、渗湿止泻之法。

（2）中医护理适宜技术：脐灸技术。

（3）药物：遵医嘱选取丁香、肉桂、黄连各 10g。

（4）操作：按脐灸技术操作步骤进行施灸（图 2-24）。每日 1 次，10 日为 1 个疗程。

2. 癃闭

本病是一种常见的泌尿系统功能紊乱性疾病，是以小便量少，排尿困难，甚则小便闭塞不通为主症的一种病症。外邪侵袭、饮食不节、情志内伤、瘀浊内停、体虚久病等因素均可诱发或加重本病。

（1）辨证施护：证属肾阳衰惫之证者，施以温补肾阳、化气利水之法。

（2）中医护理适宜技术：脐灸技术。

（3）药物：遵医嘱选取附子、肉桂、车前子各10g。

（4）操作：按脐灸技术操作步骤进行施灸（图2-25）。每日1次。10日为1个疗程。

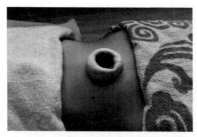
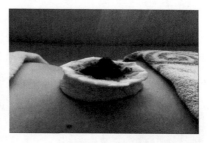

图2-24　泄泻脐灸技术施灸示意图　　图2-25　癃闭脐灸技术施灸示意图

第七节　任脉灸技术

一、定义

任脉灸技术是指在施灸时沿任脉所灸部位铺敷姜泥，通过灸疗的温和火力透过皮肤逐步把生姜温中的作用渗透至经络，以达到温经散寒、滋养任脉、疏通经络的效果，使气血流通；再借助灸疗缓急、发汗的作用，使阳气四达，体内邪气随汗外泻，从而将深伏于体内的寒邪排出体外，使全身气血贯通的一种治疗方法。

二、历史溯源

任脉灸源于隔姜灸，在明代杨继洲的《针灸大成》即有记载："灸法用生姜切片如钱厚，搭于舌上穴中，然后灸之。"之后在明代张景岳的《类经图翼》中提到治疗痔疾"单用生姜切薄片，放痔痛处，用艾炷于姜上灸三壮，黄水即出，自消散矣"。在清代吴尚先的《理瀹骈文》和李学川的《针灸逢源》等书籍中亦有载述。

任脉最早记载于《黄帝内经》，为人体经脉之一，属于奇经八脉，有"阴脉之海"之称。《素问·骨空论》："任脉者，起于中极之下，以上毛际，循腹里，上关元，至咽喉，上颐，循面入目。"明代《医经小学》中奇经八脉歌诀："任脉起于中极底，上腹循咽承浆里，阴脉之海衽所谓。"任脉为血海，又与胃脉相会，同时任脉、督脉、冲脉三脉同起于会阴，而任脉走腹部，督脉走背部，冲脉并少阴，分布于胸中。任脉循行于腹部正中，腹为阴，说明任脉对一身阴经脉气具有总揽、总任的作用。足三阴经在小腹与任脉相交，手三阴经借足三阴经与任脉相通，因此任脉对阴经气血有调节作用，故有"总任诸阴"之说。任脉还具有调节月经，促进女子生殖功能的作用，故有"任主胞胎"之说。任脉起于会阴穴，止于承浆穴。故在任脉上施灸，可刺激穴位以达到局部的治疗和调整全身状态的作用（图2-26）。

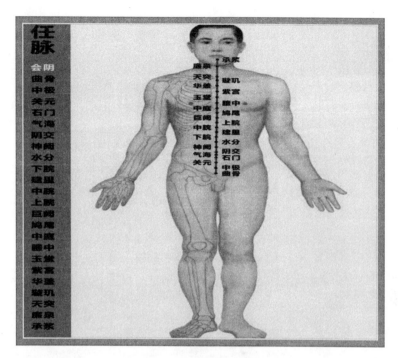

图 2-26　任脉穴位图

三、适应范围

（1）月经不调、宫寒、痛经、产后腹部疼痛、盆腔积液、妇科炎症、月子病等。

（2）前列腺肥大，生殖系统、泌尿系统疾病等。

（3）脾虚，胃下垂、胃寒、胃胀、腹泻、便秘等。

（4）虚寒体质、失眠、头晕、耳鸣、记忆力减退等。

四、禁忌证

（1）禁灸体质：阴虚火旺、阴虚阳亢、湿热过盛。

（2）禁灸人群：对热敏感不高者；不能忍受较长时间的俯卧位者；对药物过敏者；皮肤有破损或严重水肿者；极度疲劳者；空腹或者饱腹；大汗淋漓、情绪不稳定者；传染病；高热；昏迷；抽搐；胸廓及脊柱畸形者；身体极度衰竭，形瘦骨立者；幼儿；月经期及经后 3 天内；妊娠期均不宜施灸。

五、评估

（1）有无实证、热证或阴虚发热证候。

（2）局部皮肤有无破溃、疖肿、渗出等。

（3）对热的耐受程度。

（4）对艾绒味道是否能接受。

（5）对姜是否有过敏史；是否在空腹、月经期、妊娠期等；有无出血性疾病。

六、物品准备

（1）器具与材料：纱布、打火机、治疗巾、大浴巾、温毛巾、勺子、镊子、弯盘、任脉灸治疗器、灭灰缸（缸内加水）等（图2-27、图2-28）。

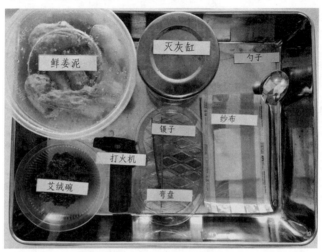

图2-27　任脉灸技术所需备品

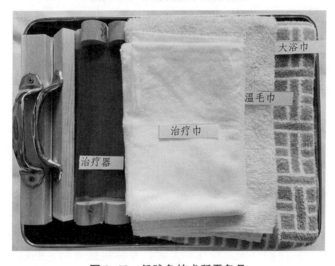

图2-28　任脉灸技术所需备品

（2）药品：艾绒。

（3）术者准备：鲜姜泥（将2500~3000g鲜姜打碎后，滤去姜汁）。

七、操作要点

（1）核对解释：核对患者身份，介绍自己，向患者说明任脉灸治疗的目的、注意事项，以取得患者配合。

（2）环境准备：要求病室内排风、换气良好，关闭门窗、注意保暖，室内温度与湿度适宜。

（3）评估患者：观察局部皮肤有无破损、红肿、渗出，皮肤病等。询问患者是否空腹，在月经期、妊娠期、有无姜过敏史及皮肤过敏史；有无出血性疾病；患者心里状况是否良好。

（4）患者体位：患者取仰卧位在床上，充分暴露施灸部位的皮肤。用浴巾覆盖在上腹两侧，避免受凉，注意患者保暖，保护隐私。

（5）洗手，戴口罩。

（6）操作前查对：查对患者床号、姓名、诊断、证型、施灸穴位或部位、时间、用法。

（7）医嘱选取穴位：取（上脘、中脘、下脘、中极、阴交）量取同身寸（用拇指）用力按一下，询问患者感受。

①上脘：在上腹部，前正中线上，当脐中上 5 寸。

②中脘：在上腹部，前正中线上，当脐中上 4 寸。

③下脘：在上腹部，前正中线上，当脐中上 2 寸。

④中极：在下腹部，前正中线上，当脐中下 4 寸。

⑤阴交：在下腹部，前正中线上，当脐中下 1 寸。

用温毛巾常规擦拭施灸部位。垫任脉灸治疗器。

（8）铺姜：将姜泥预热一下，用勺子在将姜泥平铺在规则的长方形治疗器上，姜泥厚度 3~5cm。施灸部位旁铺治疗巾，艾绒碗及镊子置于治疗巾上。

（9）辅上艾条：用镊子夹取艾绒，铺成宽 6cm、厚 3cm 的艾条放于姜绒之上，一般可放置 3 根艾条。用明火点燃艾条，（顺序先上后下）让其自然燃烧。5~10 分钟充分燃烧后施以第 2 壮，更换新艾绒壮施灸燃烧 20~30 分钟，每次 3 壮。

（10）观察：在进行任脉灸时一定需要专业的医务人员在患者旁边守护，随时询问患者感受，观察皮肤的耐热情况，避免因艾灸火力强盛烧伤患者，或因患者躁动打翻艾条导致烧伤或火灾。当室内烟雾过大时应该打开排气扇进行通风排烟，避免因长期吸入烟雾而导致呼吸道损伤。

（11）灸毕：施灸到时后，移除燃烧完全的艾条至回收缸，注意应该细心操作，避免因燃烧不完全而灼伤患者。撤除任脉灸治疗器，姜泥移除至医用垃圾桶，治疗器置于回收桶。

（12）皮肤清理：灸治后纱布擦拭皮肤，注意观察患者皮肤有无红肿、水疱等情况。患者上腹部出现红色灸印为有效灸治。

（13）操作后查对：查对患者床号、姓名、诊断、证型、穴位或部位、时间、用法。

（14）整理：清洁并评估局部皮肤，协助患者穿衣，取舒适体位，整理床单位，分类清理用物，开窗通风。

（15）洗手，摘口罩。

（16）交代注意事项，将呼叫器放于患者易取处。

（17）填写中医护理操作记录单并签名。

八、操作流程

任脉灸技术操作流程见图 2-29。

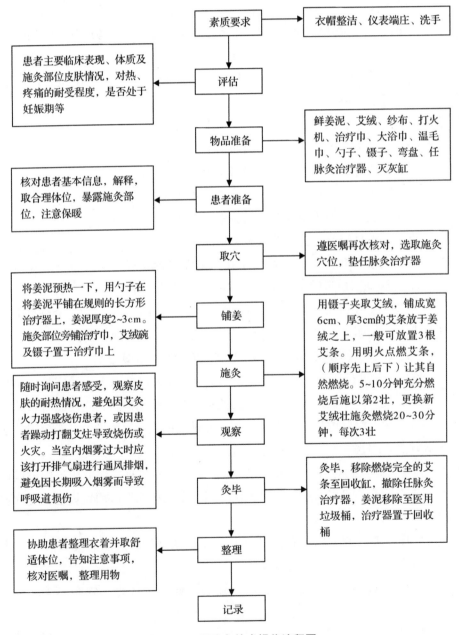

素质要求 → 衣帽整洁、仪表端庄、洗手

患者主要临床表现、体质及施灸部位皮肤情况，对热、疼痛的耐受程度，是否处于妊娠期等 ← 评估

物品准备 → 鲜姜泥、艾绒、纱布、打火机、治疗巾、大浴巾、温毛巾、勺子、镊子、弯盘、任脉灸治疗器、灭灰缸

核对患者基本信息，解释，取合理体位，暴露施灸部位，注意保暖 ← 患者准备

取穴 → 遵医嘱再次核对，选取施灸穴位，垫任脉治疗器

将姜泥预热一下，用勺子在将姜泥平铺在规则的长方形治疗器上，姜泥厚度2~3cm。施灸部位旁铺治疗巾，艾绒碗及镊子置于治疗巾上 ← 铺姜 → 用镊子夹取艾绒，铺成宽6cm、厚3cm的艾绒放于姜绒之上，一般可放置3根艾条。用明火点燃艾条，（顺序先上后下）让其自然燃烧。5~10分钟充分燃烧后施以第2壮，更换新艾绒壮施灸燃烧20~30分钟，每次3壮

施灸

随时询问患者感受，观察皮肤的耐热情况，避免因艾灸火力强盛烧伤患者，或因患者躁动打翻艾炷导致烧伤或火灾。当室内烟雾过大时应该打开排气扇进行通风排烟，避免因长期吸入烟雾而导致呼吸道损伤 ← 观察

灸毕 → 灸毕，移除燃烧完全的艾条至回收缸，撤除任脉灸治疗器，姜泥移除至医用垃圾桶，治疗器置于回收桶

协助患者整理衣着并取舒适体位，告知注意事项，核对医嘱，整理用物 ← 整理

记录

图 2-29 任脉灸技术操作流程图

九、评分标准

任脉灸技术操作考核评分标准见表2-7。

表2-7 任脉灸技术操作考核评分标准

项目	总分	技术操作要求	评分等级			
			A	B	C	D
素质要求	2	仪表端庄，服装整洁	2	1	0	0
评估	10	患者主要临床表现、施灸部位皮肤、对热耐受程度等	4	3	2	1
		解释操作目的及方法	3	2	1	0
		宣教内容全面	3	2	1	0
操作前准备	5	备齐并检查用物	2	1	0	0
		洗手，戴口罩	3	0	0	0
安全与舒适	8	环境清洁、光线明亮、病室内排风、换气良好	2	1	0	0
		核对医嘱	3	2	1	0
		患者体位舒适、铺大浴巾，注意保暖，保护患者隐私	3	2	1	0
操作过程	55	核对医嘱、施灸穴位及施灸方法	4	3	2	1
		取穴准确，常规清洁皮肤，铺治疗巾、艾绒碗及镊子置于治疗巾上	5	4	3	2
		加热姜泥，铺姜位置宽度、厚度准确	8	6	4	2
		点燃艾绒，顺序及方法正确	5	4	3	2
		施灸时间合理	5	4	3	2
		灸至局部皮肤稍起红晕，观察局部皮肤及病情，询问患者有无不适	8	6	4	2
		施灸完毕，确认艾火完全熄灭，撤除治疗器，医用回收物品分配合理	5	4	3	2
		清洁局部皮肤，注意观察患者皮肤有无红肿、水疱等情况	5	4	3	2
		告知相关注意事项，酌情通风	5	4	3	2
		协助患者整理衣着并取舒适体位，整理床单位	2	1	0	0
		再次核对医嘱	3	2	1	0
操作后	5	整理用物，洗手	3	2	1	0
		记录，签名	2	1	0	0
评价	5	技术熟练、动作轻巧、人文关怀	5	4	3	2
理论提问	10	回答正确、全面	10	8	6	4

十、注意事项

（1）任脉灸要注意防火。现代人的衣着不少是化纤、羽绒等质地的，很容易燃着，因此，施灸时一定要注意防止落火，尤其是用艾炷灸时更要小心，以防艾炷翻滚脱落。在灸治的过程中如果患者感觉皮肤灼热，应该在灼热部位加垫沙布块，避免患者皮肤烧伤。如果有灼伤起疱现象，应该在 3 天后用无菌注射器抽吸泡液，外涂龙胆紫保护疮面。

（2）治疗前 1 小时禁食，患者不宜空腹或饭后立即施灸。

（3）治疗前过度疲劳、精神高度紧张患者不宜施灸，防止虚脱。

（4）施灸过程中，注意观察患者有无不适，如患者出现面色苍白、出冷汗等不适症状，应停止施灸。对艾条气味敏感的患者，若出现咳喘、胸闷等不适症状，应停止施灸，报告医生及时处理。

（5）任脉灸要注意保暖和防暑，因施灸时要暴露部分体表部位，在冬季要保暖，在夏天高温时要防中暑，同时还要注意室内温度的调节和开换气扇，及时换取新鲜空气。

（6）患者灸后全身毛孔开放，故而灸后应避风，避免感冒；4 小时后方可洗澡但不能搓澡，避免发生皮肤感染。

（7）治疗后多饮温开水，补充排毒丢失的水分。

（8）治疗期间需注意忌食辛辣、腥膻刺激之品，戒烟、酒；慎食大量肥甘滋腻之品。避免饮食寒凉食物，使寒湿停留于体内，影响施灸效果。

（9）任脉灸要注意思想集中：不要在施灸时分散注意力，以免艾条移动，不在穴位上，徒伤皮肉，浪费时间。对于养生保健灸，则要长期坚持，偶尔灸是不能收到预期效果。

（10）任脉灸要注意体位、穴位的准确性：体位一方面要适合艾灸的需要，同时要注意体位舒适、自然，要根据处方找准部位、穴位，以保证施灸的效果。

十一、案例分享

1. 喉痹

由于外感风热或外感风寒，入里化热，邪热伤阴，肺肾阴亏，津液不足，失于清润肃降之机，虚火上升，耗伤津液，阴虚津少，津枯则液涸无以上承，咽窍失养，发为本病。

（1）辨证施护：证属任脉虚寒，咽窍失养之证者。施以温任散寒，祛痰利咽。

（2）中医护理适宜技术：任脉灸技术。

（3）施灸穴位：取天突穴至神阙穴区。

（4）操作：按任脉灸技术操作步骤进行治疗（图 2-30），每日 1 次，5 次为 1 个疗程。连灸 2 个疗程。

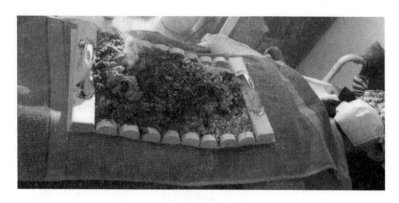

图 2-30 喉痹任脉灸施灸示意图

2. 原发性痛经

女性生殖器官无明显器质性病变而发生的经期或行经前后出现小腹疼痛或痛引腰骶等，属功能性痛经。青春期常见，多在初潮后 12 个月内有排卵性月经建立后发病。

（1）辨证施护：证属气滞腹胀血凝痛，不通则痛之证者。施以温宫散寒、祛瘀止痛之法。

（2）中医护理适宜技术：任脉灸技术。

（3）施灸穴位：成人巨阙穴至曲骨穴之间。

（4）操作：按任脉灸技术操作步骤进行治疗（图 2-31），每周 3 次，3 次为 1 个疗程。共治疗 3 个月经周期。

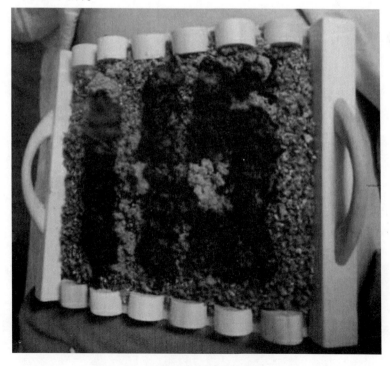

图 2-31 原发性痛经任脉灸施灸示意图

第三章　敷熨熏浴类

第一节　中药热奄包技术

一、定义

中药热奄包技术是将中药滤纸置于身体的患病部位或某一特定穴位，借助热奄包治疗仪的热力使局部的毛细血管扩张，血液循环加速，利用其药效和温度达到温经通络、调和气血、祛湿驱寒作用的一种方法。

二、历史溯源

中药热奄包技术作为传统中医疗法，距今已有 2000 多年历史。《黄帝内经》中所述"熨"法即指热敷法，可分为干热敷和湿热敷。热奄包法起源于远古时期，从长期实践中体会到局部加热可治疗疼痛，《灵枢》指出："视其虚实……熨而通之。"唐代孙思邈的《千金要方》中记载："用净土五升蒸热，以故布重裹作二包，更互熨之，勿大热。"可以治疗跌打损伤导致的瘀血证。到了唐朝以后热敷疗法已较为成熟，由单纯的药物热熨，过渡到葱、姜、艾叶、麦麸等作为温热传导物，置于局部热敷。

三、适应范围

（1）风寒感冒，头痛无汗；项强筋急，骨节酸疼，风水水肿；痈疽疮毒等。
（2）风寒湿痹，腰膝酸痛，手脚挛痛；慢性气管炎；头痛等。
（3）筋脉拘挛疼痛、跌打扭伤肿痛等。
（4）吐血；衄血；崩漏，月经过多，胎漏下血，少腹冷痛，经寒不调，宫冷不孕；皮肤瘙痒等。

四、禁忌证

（1）孕妇的腹部及腰骶部。
（2）严重的糖尿病、截瘫、偏瘫、脊髓空洞等感觉神经功能障碍。
（3）药物过敏。
（4）皮肤溃疡、不明肿块或有出血倾向。
（5）软组织损伤 24 小时急性期内。

五、评估

（1）主要临床表现、既往史及药物过敏史。

（2）治疗部位皮肤情况、病变部位。

（3）对热、疼痛的耐受程度。

（4）心理状况及配合程度。

六、物品准备

（1）器具与材料：热奄包治疗仪、中药滤纸、毛巾、橡胶单、中单等（图3-1、图3-2）。

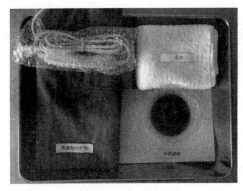 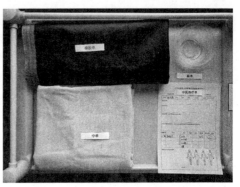

图 3-1　中药热奄包技术所需备品　　　　图 3-2　中药热奄包技术所需备品

（2）药品：中药煎剂。

七、操作要点

（1）核对医嘱，评估患者，做好解释。

（2）备齐用物，环境准备。安全、清洁、舒适，关闭门窗，必要时屏风或围帘遮挡。

（3）根据病情取合理体位。

（4）打开热奄包治疗仪开关，预热2~3分钟。

（5）协助患者取合理体位，暴露治疗部位，注意保暖。

（6）铺橡胶单、中单。用温毛巾清洁治疗部位，擦拭范围超出治疗面积2~3cm。

（7）将中药滤纸敷于治疗部位，加盖毛巾、将热奄包置于毛巾上，妥善固定。调节时间及温度。治疗时间为10~30分钟，根据患者对热的耐受程度调节热奄包温度，一般调节为1挡，温度在40~50℃。

（8）治疗期间加强巡视，随时调整热奄包治疗仪温度，防止烫伤。

（9）关闭电源开关，撤去热奄包、毛巾及中药滤纸，清洁并评估局部皮肤。

（10）治疗时间及疗程：根据病情每日治疗1~2次，14次为1个疗程。治疗满1个疗程后评定疗效。

八、操作流程

中药热奄包技术操作流程见图 3-3。

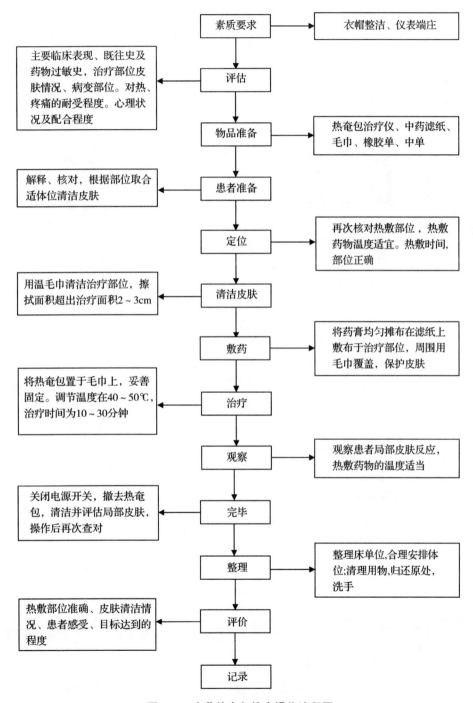

图 3-3　中药热奄包技术操作流程图

九、评分标准

中药热奄包技术操作考核评分标准见表 3-1。

表 3-1　中药热奄包技术操作考核评分标准

项目	总分	技术操作要求	评分等级			
			A	B	C	D
素质要求	2	仪表端庄，服装整洁	2	1	0	0
评估	10	主要临床表现、既往史及药物过敏史，治疗部位皮肤情况、病变部位。对热、疼痛的耐受程度。心理状况及配合程度	4	3	2	1
		解释操作目的及方法	3	2	1	0
		宣教内容正确	3	2	1	0
操作前准备	5	洗手，戴口罩	2	1	0	0
		备齐并检查用物	3	2	1	0
安全与舒适	8	环境清洁、光线明亮	2	1	0	0
		核对医嘱	3	2	1	0
		患者体位舒适、安全	3	2	1	0
操作过程	55	核对医嘱、遵医嘱取穴位	4	3	2	1
		将中药水煎剂均匀刷在中药滤纸上，药物温度适宜	3	2	1	0
		准确敷在已选定的部位，热奄包置于毛巾上	5	4	3	2
		调节温度在 40~50℃	5	4	3	2
		局部皮肤发红程度，皮肤有无烫伤或小水疱	5	4	3	2
		视症状缓解程度定留包时间，治疗时间为 10~30 分钟	8	6	4	2
		观察局部皮肤及病情，询问患者有无不适	8	6	4	2
		去包方法正确，询问患者有无不适	5	4	3	2
		清洁局部皮肤	2	1	0	0
		告知相关注意事项，酌情通风	5	4	3	2
		协助患者整理衣着并取舒适体位，整理床单位	3	2	1	0
		再次核对医嘱	2	1	0	0
操作后	5	整理用物，洗手	3	2	1	0
		记录，签名	2	1	0	0
评价	5	技术熟练、动作轻巧、人文关怀	5	4	3	2
理论提问	10	回答正确、全面	10	8	6	4

十、注意事项

（1）热奄包治疗仪使用前应检查电源线是否完好，如有损坏及时维修，使用时不可折叠或压迫。发热体加布外套后方可使用，使用后及时关闭电源。

（2）热奄包治疗仪温度适宜，不宜过烫，用药间隔时间至少为 5 小时。

（3）治疗后，皮肤出现微红温热，属于正常现象。如有异常情况，及时给予处理。

（4）患者治疗期间饮食宜清淡，忌生冷寒凉之品。

（5）中药放入冰箱冷藏。使用时，提前将中药置于常温环境下复温，防止变质。

十一、案例分享

1. 腹痛

本病是脾胃病科常见病，以胃脘与季肋以下、耻骨联合以上的部位发生疼痛为主要表现的病症。病位在腹，病变脏腑涉及肝、胆、脾、肾、膀胱、大小肠等。

（1）辨证施护：证属脏腑经脉失养，不荣而痛之证者，施以散寒温里、理气止痛之法。

（2）中医护理适宜技术：中药热奄包技术。

（3）药物：遵医嘱选取莱菔子、吴茱萸、小茴香各50g煎取200mL。

（4）操作：按中药热奄包技术操作步骤进行（图3-4），每日1次，7日为1个疗程。

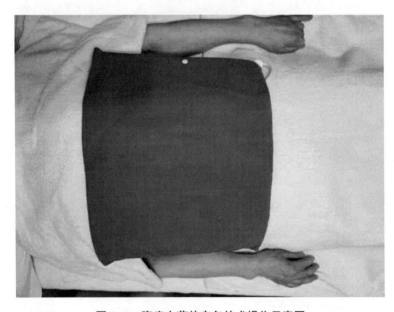

图 3-4　腹痛中药热奄包技术操作示意图

2. 颈椎病

本病是因颈椎、颈椎间盘、韧带退行性改变，导致颈椎失稳、压迫邻近组织结构如脊神经根、脊髓、椎动脉、交感神经而引起的一系列头昏、头痛、恶心、耳鸣，颈部活动困难等症状。

（1）辨证施护：证属禀赋素虚，肝肾亏虚之证者，施以温通经络、祛湿驱寒之法。

（2）中医护理适宜技术：中药热奄包技术。

（3）药物：遵医嘱选取药用葛根、威灵仙、木瓜、乳香、没药、鸡血藤、细辛、甘草各 20g 煎取 200mL。

（4）操作：按中药热奄包技术操作步骤进行（图 3-5）。每日 2 次。15 日为 1 个疗程。

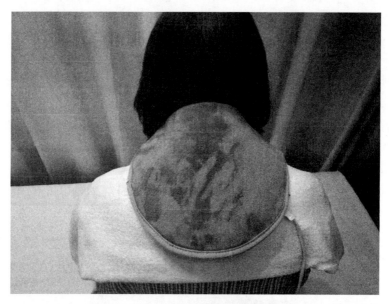

图 3-5　颈椎病热奄包技术操作示意图

第二节　中药热熨敷技术

一、定义

中药热熨敷技术是将中药加热后装入布袋，在人体局部或一定穴位上移动，利用温热之力使药性通过体表透入经络、血脉，从而达到温经通络、行气活血、散寒止痛、祛瘀消肿等作用的一种方法。

二、历史溯源

中国古代先民们已经知道用火烤过的石块来熨引治疗关节之类的病痛。在《黄帝内经》《肘后备急方》《千金药方》等均提到这一技术。这一古老的外治方法现在医疗单位已经较少运用，但自以其简、便、验、廉而深受广大群众的欢迎。中国医学历史悠久，内涵丰富，此世人所知也，其疗治疾病方法之多，且历经数千载临床实践经验。选优汰劣，形成独特疗法。中药热熨敷技术，是将药物加热后置于患者体表特定部位，进行热奄或反复移动，以促使其凑理疏通、经脉调和、气血运行而解除疾苦的一种外治方法。

三、适应范围

（1）风湿痹证引起的关节冷痛、酸胀、沉重、麻木。

（2）跌打损伤引起的局部瘀血、肿痛。

（3）扭伤引起的腰背不适、行动不便。

（4）脾胃虚寒所致的胃脘疼痛、腹冷泄泻、呕吐等。

四、禁忌证

（1）孕妇腹部及腰骶部。

（2）大血管处。

（3）皮肤破损及炎症。

（4）局部感觉障碍处。

五、评估

（1）主要临床表现、既往史。

（2）病室环境，温度适宜。

（3）对热、疼痛的耐受程度。

（4）热熨部位的皮肤情况。

（5）药物过敏史、月经期及是否妊娠。

六、物品准备

（1）器具与材料：测温仪、凡士林、棉签、大毛巾、纱布或纸巾，必要时备屏风、毛毯等（图3-6）。

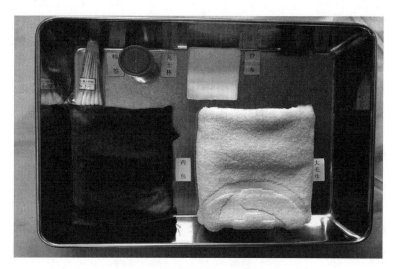

图3-6　中药热熨敷技术所需备品

（2）药品：吴茱萸、生姜、粗盐等中药药包。

七、操作要点

（1）核对医嘱，评估患者，做好解释。嘱患者排空二便。调节病室温度。

（2）备齐用物，携至床旁。取适宜体位，暴露药熨部位，必要时屏风遮挡患者。

（3）根据医嘱，将药包放置蒸锅内蒸至60~70℃（如为盐包将食盐放锅内用小火炒至极热），备用。

（4）先用棉签在药熨部位涂一层凡士林，测量药包温度，将温度为50~60℃的药包放到患处或相应穴位处用力来回推熨，以患者能耐受为宜。力量要均匀，开始时用力要轻，速度可稍快，随着药袋温度的降低，力量可增大，同时速度减慢。药袋温度过低时，及时更换药袋或加温。

（5）药熨操作过程中注意观察局部皮肤的颜色情况，及时询问患者对温度的感受。

（6）操作完毕擦净局部皮肤，协助患者着衣，安排舒适体位。嘱患者避风保暖，多饮温开水。

（7）治疗时间及疗程：根据情况每日1次，10~14日为1个疗程。治疗满1个疗程后评定疗效。

八、操作流程

中药热熨敷技术操作流程见图 3-7。

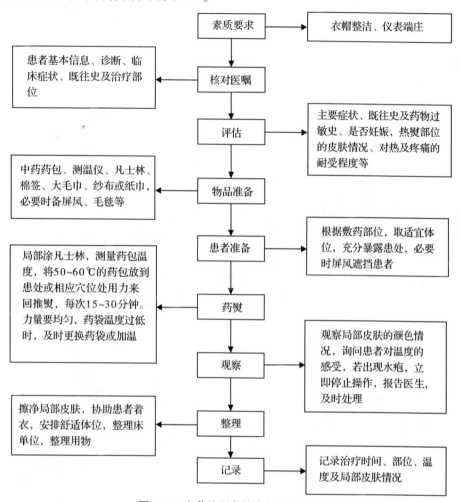

图 3-7　中药热熨敷技术操作流程图

九、评分标准

中药热熨敷技术操作考核评分标准见表 3-2。

表 3-2　中药热熨敷技术操作考核评分标准

项目	总分	技术操作要求	评分等级			
			A	B	C	D
素质要求	2	仪表端庄，服装整洁	2	1	0	0
评估	10	主要临床表现、既往史及药物过敏史、是否妊娠，热熨部位的皮肤情况、对热及疼痛的耐受程度等	4	3	2	1
		解释操作目的及方法	3	2	1	0
		宣教内容正确	3	2	1	0

续表

项目	总分	技术操作要求	评分等级			
			A	B	C	D
操作前准备	5	洗手，戴口罩	2	1	0	0
		备齐并检查用物	3	1	0	0
安全与舒适	8	环境清洁、光线明亮	2	1	0	0
		核对医嘱	3	2	1	0
		患者体位舒适、安全	3	2	1	0
操作过程	55	核对医嘱，评估患者，做好解释	4	3	2	1
		嘱患者排空二便。调节病室温度	3	2	1	0
		备齐用物，携至床旁。取适宜体位，暴露药熨部位，必要时屏风遮挡患者	5	4	3	2
		根据医嘱，将药物加热至60~70℃，备用	5	4	3	2
		先用棉签在药熨部位涂一层凡士林，测量药包温度，将50~60℃的药包放到患处或相应穴位处用力来回推熨，以患者能耐受为宜	5	4	3	2
		力量要均匀，开始时用力要轻，速度可稍快，随着药包温度的降低，力量可增大，同时速度减慢	8	6	4	2
		药袋温度过低时，及时更换药袋或加温	8	6	4	2
		观察局部皮肤的颜色情况，及时询问患者对温度的感受	5	4	3	2
		操作完毕擦净局部皮肤，协助患者着衣，安排舒适体位	2	1	0	0
		告知相关注意事项，酌情通风	5	4	3	2
		协助患者整理衣着并取舒适体位，整理床单位	3	2	1	0
		再次核对医嘱	2	1	0	0
操作后	5	整理用物，洗手	3	2	1	0
		记录，签名	2	1	0	0
评价	5	技术熟练、动作轻巧、人文关怀	5	4	3	2
理论提问	10	回答正确、全面	10	8	6	4

十、注意事项

（1）操作过程中应保持药包温度，温度过低则需及时更换或加热。

（2）药熨温度适宜，一般保持50~60℃，不宜超过70℃。年老、婴幼儿及感觉障碍者，药熨温度不宜超过50℃。操作中注意保暖。

（3）药熨过程中应随时听取患者对温度的感受，观察皮肤颜色变化。一旦出现水疱或烫伤时应立即停止，并给予适当处理。

十一、案例分享

1. 胃脘痛

本病是一种常见的胃肠道功能紊乱性疾病，其特征为间歇性上腹痛、上腹胀、嗳气、反酸、恶心等。情志、饮食、寒热、劳倦等因素均可诱发或加重本病。

（1）辨证施护：证属气滞寒凝，瘀血阻络之证者，施以温中散寒止痛法。

（2）中医护理适宜技术：中药热熨敷技术。

（3）药物：遵医嘱选取吴茱萸。

（4）穴位：中脘穴、神阙穴。

（5）操作：将吴茱萸与粗盐1∶1混合，放于药包内，按中药热熨敷技术操作步骤进行。每日1次，10~14日为1个疗程。

2. 腰痛病

本病是一种常见的腰部退行性病变，其特征为局部冷痛，得热痛减，得寒加重。劳累、寒冷、外伤等因素均可诱发或加重本病。

（1）辨证施护：证属寒凝血瘀，阻滞经络之证者，施以温中散寒、活血定痛法。

（2）中医护理适宜技术：中药热熨敷技术。

（3）药物：遵医嘱选取延胡索、续断。

（4）穴位：肾俞穴。

（5）操作：将延胡索与续断1∶1混合，放于药包内，按中药热熨敷技术操作步骤进行（图3-8）。每日1次，10~14日为1个疗程。

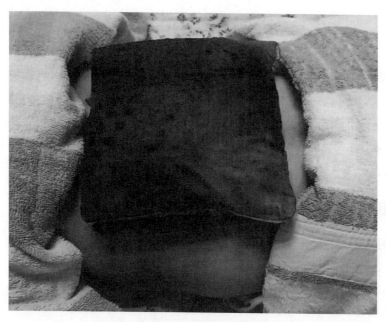

图 3-8　腰痛病中药热熨敷技术示意图

第三节 中药湿热敷技术

一、定义

中药湿热敷技术是将中药煎汤或其他溶媒浸泡，根据治疗需要选择常温或加热，将经过中药浸泡的敷料敷于患处，通过疏通气机、调节气血、平衡阴阳，达到疏通腠理、清热解毒、消肿止痛的一种方法。

二、历史溯源

中药湿热敷技术是经中药湿敷法的发展而来，中药湿敷法历史悠久，简单易行。经过古人的不断推敲、认证，一直流传至今。据文献记载，中药湿敷方最早出现在《肘后备急方》，该书载："又丹痈疽始发，浸淫进长，并少小丹擒方。"《刘涓子鬼遗方》称本方为"擒汤方"，并叙述有"令极冷，擒肿上"及"温洗疮上""令恒湿"的冷敷和热敷两种方法。唐代孙思邈所著《备急千金要方》已载有数种渴方，如"揄肿方"，"治痈疽始作，肿赤掀热长甚速方""升麻揄汤方""大黄擒洗方"等。对于具体应用方法也有论述"故帛四重内汁中""故帛两重内汤中""擒肿上，干易之，日夜数百度""常令湿"。中药湿热敷技术现在临床上广泛应用于各种闭合性损伤、肢体经络病等各种痛证。

三、适应范围

（1）尪痹、大偻等。

（2）疖、痈未溃破。

（3）软组织损伤、骨折愈合后肢体功能障碍。

（4）肩痛、颈痛、腰腿痛、膝关节痛。

四、禁忌证

（1）外伤伤口处、浓肿、面部危险三角区感染、湿疹、皮肤急性传染病。

（2）急性结膜炎。

（3）恶性肿瘤病变部位。

（4）严重心、肺、肾功能不全、静脉回流受阻。

（5）有明显出血倾向。

（6）急腹症未明确诊断前。

五、评估

（1）主要临床表现、既往史、药物过敏史。

（2）对热、疼痛的耐受程度。

（3）局部皮肤情况。

六、物品准备

（1）器具与材料：敷料、测温仪/水温计、镊子2把、纱布，必要时备中单、屏风等（图3-9）。

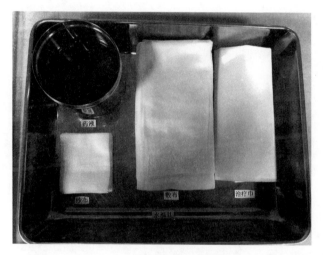

图3-9 中药湿热敷技术所需备品

（2）药品：中药药液。

（3）常用药物：

①祛风散寒药：羌活、独活、秦艽、千年健、桑枝；药性味：辛、苦、温；具有祛风除湿、散寒、活络、止痛的作用。

②活血化瘀药：乳香、没药、三棱、莪术、川芎、桃仁、赤芍等；药性味：辛、温；具有流通血脉（活血）祛除瘀血的作用。

③辛温解表药：羌活、细辛、桂枝等；药性味：辛；具有发汗、发散风寒、温经通阳、燥湿止痛的作用。

④补养药：

补血药：当归；性味甘辛温；具有补血和血、调经止痛、润肠通便的作用。

助阳药：续断；味苦温；具有补肝肾、续筋接骨的功效。

⑤温里药：肉桂；性味辛甘、大热；具有补火助阳，散寒止痛的功效。

七、操作方法

（1）核对医嘱，评估患者，做好解释。

（2）备齐用物，环境准备，室内温湿度适宜，携至床旁，取合理体位，暴露湿热敷部位。

（3）测试温度，将敷料浸于38~43℃药液中（一般湿热敷药液温度不超过50℃），将敷料拧至不滴水即可，敷于患处。

（4）及时更换敷料或频淋药液于敷料上，以保持湿度及温度，观察患者皮肤反应，询问患者的感受。

（5）操作完毕，清洁皮肤，协助患者取舒适体位。

（6）治疗时间及疗程：根据病情每日1~3次，10日为1个疗程。治疗满1个疗程后评定疗效。

八、操作流程

中药湿热敷技术操作流程见图3-10。

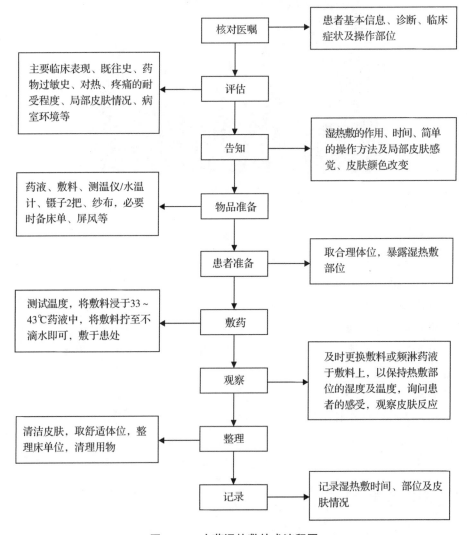

图3-10 中药湿热敷技术流程图

九、评分标准

中药湿热敷技术操作考核评分标准见表 3-3。

表 3-3　中药湿热敷技术操作考核评分标准

项目	总分	技术操作要求	评分等级			
			A	B	C	D
素质要求	2	仪表端庄、着装规范	2	1	0	0
核对	2	核对医嘱	2	1	0	0
评估	10	主要临床表现、既往史、药物过敏史等	4	2	0	0、
		对热及疼痛的耐受程度、局部皮肤情况等	2	1	0	0
		解释目的、操作方法、局部感受，取得患者配合	4	2	0	0
操作前准备	6	洗手、戴口罩	2	1	0	0
		备齐并检查用物	4	2	0	0
安全与舒适	5	病室整洁、光线明亮，温度适宜	2	1	0	0
		协助患者取舒适体位，暴露湿热敷部位，注意保暖和保护患者隐私	3	2	1	0
操作过程	55	核对医嘱	2	1	0	0
		测试温度，将敷料浸于 38~43°C 药液中，拧至不滴水敷于患处	12	8	4	0
		及时更换敷料或频淋药液于敷料上，保持热敷部位的湿度及温度，持续 20~30 分钟	6	4	2	0
		询问患者感受，注意保暖，保护患者隐私	8	6	4	2
		观察局部皮肤	5	3	0	0
		告知相关注意事项，观察用药部位局部情况，中药可致皮肤着色，数日后自行消退	6	4	2	0
		洗手，再次核对	4	2	0	0
		撤除敷料，观察、清洁皮肤	6	4	2	0
		协助患者取舒适体位，整理床单位	4	2	0	0
		洗手，再次核对	2	1	0	0
操作后	4	整理用物，洗手	2	1	0	0
		记录，签名	2	1	0	0
评价	6	技术娴熟、动作轻巧、人文关怀	6	4	2	0
理论提问	10	回答正确、全面	10	8	6	4

十、注意事项

（1）湿敷液应现配现用，注意药液温度，防止烫伤。

（2）治疗过程中观察局部皮肤反应，如出现水疱、痒痛或破溃等症状时，立即停止治疗，报告医生。

（3）注意保护患者隐私并保暖。

十一、案例分析

1. 网球肘（肱骨外上髁炎）

属中医伤筋、肘痛范畴，主要症状为酸胀不适、肘痛压痛、不能持重，症状严重者，肘如插刀。痛如锥刺，即便手指伸直、伸腕、持筷、旋臂等微小动作都会牵引痛处；持重不得，握锹、提壶、拧毛巾等动作均无法完成，且症状昼轻夜重，患者常因疼痛不能入睡。

（1）辨证施护：证属经络气滞血瘀，不通则痛之证者，施以舒筋通络，活血止痛之法。

（2）中医适宜护理技术：中药湿热敷技术。

（3）组方：海桐皮 10g、透骨草 10g、路路通 10g、乳香 10g、没药 10g、艾叶 10g、当归 10g、桑寄生 10g、牛膝 10g、刘寄 10g、独活 10g、川乌 10g、白附子 10g、伸筋草 10g。

（4）操作：将按中药湿热敷技术操作步骤进行中药湿热敷（图 3-11），每日 1~2 次。10 日为 1 个疗程。

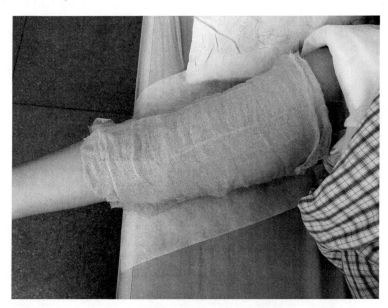

图 3-11　网球肘中药湿热敷技术示意图

2. 漆疮（接触性皮炎）

接触性皮炎是皮肤黏膜由于接触外界物质，在接触部位发生边缘鲜明的损害为主要临床表现的一种病症，轻者为水肿性红斑，较重者有丘疹、水疱甚至大疱，更严重者则可有表皮松解，甚至坏死。中医认为该病是由于禀赋不耐、腠理不密，以致风湿热毒之邪侵袭，蕴于肌表而发病，日久则耗伤阴血所致。

（1）辨证施护：证属风热蕴肤之证者，施以疏风清热之法。

（2）中医适宜护理技术：中药湿热敷技术。

（3）组方：蝉蜕 50g、蛇床子 30g、苦参 20g、白矾 10g、川椒 10g、艾叶 10g、食盐 10g。

（4）操作：按中药湿热敷技术操作步骤进行中药湿热敷（图3-12），每日 3 次。10 日为 1 个疗程。

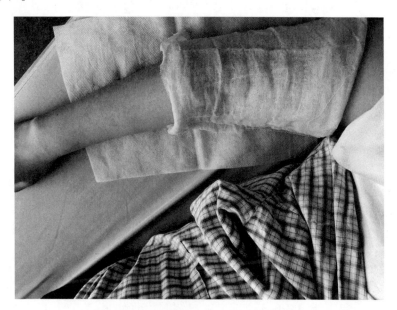

图 3-12　漆疮中药湿热敷技术示意图

第四节　中药冷敷技术

一、定义

中药冷敷技术是将中药洗剂、散剂、酊剂冷敷于患处，通过中药透皮吸收，同时应用低于皮温的物理因子刺激机体，达到降温、止痛、止血、消肿、减轻炎性渗出的一种方法。

二、历史溯源

中药冷敷技术是中药湿敷法的发展，中药湿敷法历史悠久，简单易行。经过古人的不断推敲、认证，一直流传至今。据文献记载，中药湿敷法最早出现在《肘后备急方》，该书载："又丹痛疱始发浸淫进长并少小丹擒方。"《刘涓子鬼遗方》称本方为"擒汤方"，并叙述有"令极冷，擒肿上"及"温洗疮上""令恒湿"的冷敷和热敷两种方法。唐代孙思邈所著《备急千金要方》已载有数种渍方，如"揄肿方""治痈疽始作，肿赤焮热长甚速方""升麻揄汤方""大黄擒洗方"等。对于具体应用方法也有论述"故帛四重内汁中""故帛两重内汤中""擒肿上，干易之，日夜数百度""常令湿"。中药冷敷技术现在临床上适用于外伤、骨折、脱位、软组织损伤的初期。

三、适应范围

（1）衄血、蛰伤。
（2）外伤、骨折、脱位、软组织损伤的初期。
（3）感染性皮肤病、过敏性皮肤病、高热以及中暑等。

四、禁忌证

（1）阴寒证。
（2）恶性肿瘤、活动性肺结核、周围血液循环障碍等。
（3）急性炎症后期、慢性炎症或深部化脓病灶、系统性红斑狼疮、冷过敏及断肢再植后等。
（4）动脉栓塞、雷诺氏病、局部皮肤感觉障碍者应慎用。

五、评估

（1）主要临床表现、既往史及药物过敏史。

（2）对冷、疼痛的耐受程度。

（3）体质是否适宜中药冷敷。

（4）冷敷部位的皮肤情况。

（5）病室环境，温度是否适宜。

六、物品准备

（1）器具与材料：敷料（或其他合适材料）、测温仪/水温计、纱布、治疗巾、必要时备冰敷袋、凉性介质贴膏、屏风等（图3-13）。

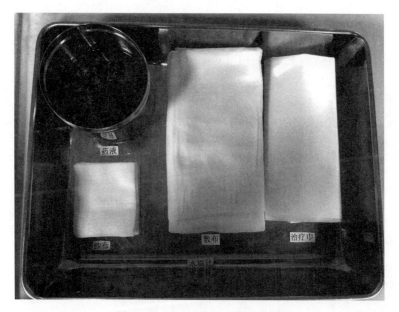

图3-13　中药冷敷技术所需备品

（2）药品：中药汤剂（8~15℃）。

七、操作方法

（1）药品准备：将中药加入1500~2000mL水中煎煮10~15分钟，过滤去渣放冰箱冷藏后备用。

（2）核对医嘱，评估患者，做好解释。

（3）备齐用物，携至床旁。协助患者取合理、舒适体位，暴露冷敷部位。

（4）测试药液温度，以消毒纱布7~8层或干净毛巾（或其他合适材料）浸取药液，微挤压至不滴水时为度，外敷患处，及时更换（每隔5分钟重新操作1次，持续20~30分钟），以保持患处的纱布层或毛巾8~15℃的低温。

（5）观察患者皮肤情况，询问有无不适感。

（6）其他湿冷敷方法

①中药冰敷：将中药散剂敷于患处，超过病变部位边界1~2cm。敷料覆盖，将冰

敷袋放置于敷料上保持低温。

②中药酊剂凉涂法：将中药喷剂喷涂于患处，喷 2~3 遍，超过病变部位边界 1~2cm。敷料覆盖，将冰敷袋放置于敷料上保持低温。

③中药散剂冷敷法：将中药粉剂揉于患处或均匀撒在有凉性物理介质的膏贴上，敷于患处，超过病变部位边界 1~2cm，保留膏贴 1 小时。

（7）操作完毕，清洁皮肤，协助患者取舒适卧位。

（8）治疗时间及疗程：遵医嘱每日治疗 3 次，7 日为 1 个疗程。治疗满 1 个疗程后评定疗效。

八、操作流程

中药冷敷技术操作流程见图 3-14。

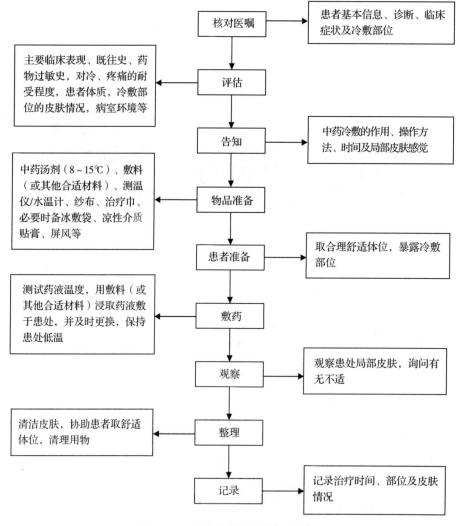

图 3-14　中药冷敷技术操作流程图

九、评分标准

中药冷敷技术操作考核评分标准见表3-4。

表3-4　中药冷敷技术操作考核评分标准

项目	总分	技术操作要求	评分等级			
			A	B	C	D
素质要求	2	仪表端庄、着装规范	2	1	0	0
核对	2	核对医嘱	2	1	0	0
评估	6	主要临床表现、既往史、药物过敏史等	4	2	0	0
		对冷、疼痛的耐受程度、患者体质、冷敷部位的皮肤情况等	2	1	0	0
告知	4	解释目的、操作方法、时间、局部感受，取得患者配合	4	2	0	0
操作前准备	6	洗手、戴口罩	2	1	0	0
		备齐并检查用物	4	2	0	0
舒适与安全	6	病室整洁，光线明亮	2	1	0	0
		协助患者取舒适体位	2	1	0	0
		暴露部位，保护隐私	2	1	0	0
操作过程	55	核对医嘱	2	1	0	0
		测试药液温度8~15℃，用敷料浸取药液敷于患处，药量适宜	12	8	4	0
		每5分钟重复操作1次，持续20~30分钟，保持患处低温	8	5	2	0
		询问患者有无不适，注意保暖，保护患者隐私	8	5	2	0
		观察：局部皮肤有无红肿、过敏	5	3	0	0
		告知相关注意事项：局部皮肤出现不适或敷料脱落时及时通知护士；中药可致皮肤着色，数日后自行消退	6	4	2	0
		洗手，再次核对	4	2	0	0
		将敷料取下	2	1	0	0
		观察、清洁皮肤	4	2	0	0
		协助患者取舒适体位，整理床单位	2	1	0	0
		洗手，再次核对	2	1	0	0
操作后	4	整理用物，洗手	2	1	0	0
		记录，签名	2	1	0	0
评价	5	技术熟练、动作轻巧、人文关怀	5	3	0	0
理论提问	10	回答正确、全面	10	8	6	4

十、注意事项

（1）操作过程中观察皮肤变化，特别是创伤靠近关节、皮下脂肪少的患者，注意观察患肢末梢血运，定时询问患者局部感受。如发现皮肤苍白、青紫，应停止冷敷。

（2）冰袋不能与皮肤直接接触。

（3）注意保暖，必要时遮挡保护患者隐私。

十一、案例分析

1. 外感实热

由于致热原的作用使体温调定点上移而引起的调节性体温升高（超过 0.5℃），称为发热。中医认为发热分为实热与虚热两种，中医冷敷技术主要适用于实热证。实热因有外感、内伤之分。外感温热阳邪，"邪并于阳"而使"阳"亢盛；或虽感受阴寒之邪，但入里化热。

（1）辨证施护：证属风热犯表之证者，施以疏风清热解表之法。

（2）中医适宜护理技术：中药冷敷技术。

（3）冷敷部位：大椎、风池、曲池等穴位，前额、颈部、肘窝等部位。

（4）组方：金银花、荆芥各 20g，板蓝根 30g，薄荷 15g，柴胡、紫苏叶、防风各 10g 等。

（5）操作：按中药冷敷技术操作步骤进行中药冷敷，直至退热（图 3-15）。每日 3 次，7 日为 1 个疗程。

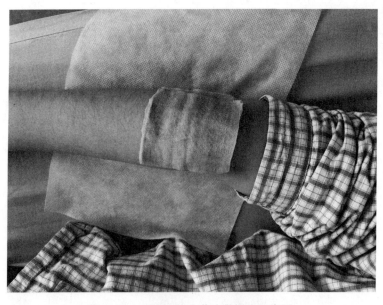

图 3-15　外感实热中药冷敷操作示意图

2. 急性结膜炎

急性结膜炎属于中医眼科"暴风客热""天行赤眼"等范畴。多因外感风热，疫疠之气或风热阳盛之体，内外合邪交攻于目而发。属热性病，因此利用中药冷敷技术。主要临床表现包括：自觉异物感，灼热感，流泪，刺痛，视物模糊。一些患者可伴有发热、全身不适等症状。

（1）辨证施护：证属外感风热时邪之证者，施以清热解毒明目之法。

（2）中医适宜护理技术：中药冷敷技术。

（3）冷敷部位：患眼，单眼患者需采用侧卧位，即患眼最低位，以防止污染健眼。勿用手揉眼，以防止交叉感染。

（4）组方：黄连、板蓝根、双花、桑叶、薄荷、连翘各20g，菊花、大青叶各10g。

（5）操作：按中药冷敷技术操作步骤进行中药冷敷（图3-16），每次15分钟取下即可。每日3次，7日为1个疗程。

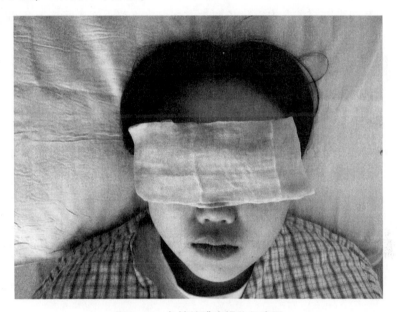

图3-16　急性结膜炎操作示意图

第五节　中药穴位敷贴技术

一、定义

中药穴位敷贴技术是以中医经络学说为理论依据，选用某些特定药物，用介质（如水、醋、酒精、植物油等）调成糊状，或用呈凝固状的油脂（如凡士林等）、米饭、枣泥制成软膏、丸剂或饼剂，或将中药汤剂熬成膏，或将药末洒于膏药上，再直接贴敷于穴位、患处（阿是穴）。通过药物直接刺激穴位，由经脉气血输布于五脏六腑，进而达到药理作用的一种方法。

二、历史溯源

早在原始社会里，人们利用树叶涂敷伤口治疗外伤。春秋战国时代，对穴位敷贴技术的作用和疗效已有一定的认识并将其逐步运用于临床。东汉时期医圣张仲景在《伤寒杂病论》中列举了各种贴敷方。宋明时期，穴位贴敷技术不断改进创新。《本草纲目》中更是收载了不少方法，并为人们所熟悉和广泛应用，如"治大腹水肿，以赤根捣烂，入元寸，贴于脐心，以帛束定，得小便利，则肿消"。清代是穴位贴敷技术较为成熟的阶段，出现了大量专著，并提出外治部位"当分十二经，药物当置于经络穴"一论点。新中国成立以来，专家学者们对历代文献进行考证、研究和整理，大胆探索，不但用本法治疗常见病，而且应用本法治疗肺结核、肝硬化、冠心病、高血压、传染病以及其他疑难病种。

三、适应范围

（1）咯痰、哮喘等。

（2）胃疡、泄泻、便秘、呕吐等。

（3）带下、痛经、月经不调等。

（4）喉痹、尪痹、膝痹、项痹等。

（5）眩晕、胸痹心痛、心衰等。

四、禁忌证

（1）对药物过敏者。

（2）严重皮肤病，如皮肤长疱、疖以及皮肤有破损或有皮疹患者。

（3）疾病发作期患者，如急性咽喉炎、发热、黄疸、咯血、糖尿病控制不良患者、慢性咳喘病的急性发作期。

（4）热性疾病、阴虚火旺者及严重心功能疾病患者。

（5）孕期妇女应慎用。

五、评估

（1）临床表现、既往史、药物及敷料过敏史，是否妊娠。

（2）病室环境，温度适宜。

（3）敷药部位的皮肤情况。

六、物品准备

（1）器具与材料：绵纸或薄胶纸、棉球、压舌板、无菌棉垫或纱布、胶布；必要时备屏风、毛毯（图3-17）。

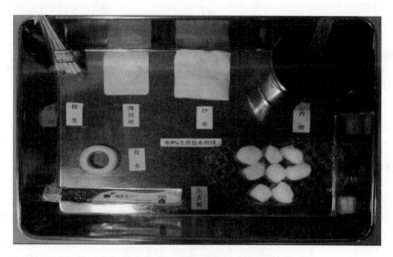

图3-17　中药穴位敷贴技术所需备品

（2）药品：中药细粉、75%酒精。

七、操作要点

（1）核对患者身份，向患者说明穴位敷贴的目的、注意事项，以取得合作。

（2）屏风遮挡，避风保暖，室内温度与湿度适宜。

（3）观察局部皮肤有无破损、流液、红肿、渗出，询问患者是否在月经期、妊娠期，有无药物过敏史及皮肤过敏史，如皮肤划痕、胶布过敏等。

（4）患者取适宜体位，充分暴露患处，必要时屏风遮挡。

（5）更换敷料，以温水擦洗皮肤上的药渍，观察创面情况及敷药效果。

（6）根据敷药面积，取大小合适的棉纸或薄胶纸，用压舌板将所需药物均匀地涂抹于棉纸上或薄胶纸上，厚薄适中。

（7）将药物敷贴于穴位上，做好固定。为避免药物受热溢出污染衣物，可加敷料或棉垫覆盖。以胶布或绷带固定，松紧适宜。

（8）患者局部皮肤耐受为宜，询问有无不适感。

（9）操作完毕后擦净局部皮肤，协助患者着衣，安排舒适体位。

八、操作流程

中药穴位敷贴技术操作流程见图 3–18。

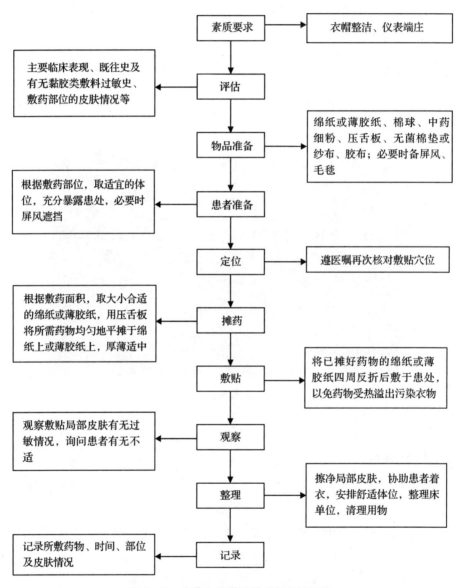

图3-18 中药穴位敷贴技术操作流程图

九、评分标准

中药穴位敷贴技术操作考核评分标准见表3-5。

表3-5　中药穴位敷贴技术操作考核评分标准

项目	总分	技术操作要求	评分等级			
			A	B	C	D
素质要求	2	仪表端庄，服装整洁	2	1	0	0
评估	10	患者主要临床表现、既往史、药物及敷料过敏史、敷药部位皮肤情况，是否妊娠	4	3	2	1
		解释操作目的及方法	3	2	1	0
		宣教内容正确	3	2	1	0
操作前准备	5	洗手，戴口罩	3	2	0	0
		备齐并检查用物	2	1	0	0
安全与舒适	8	环境清洁、光线明亮	2	1	0	0
		核对医嘱	3	2	1	0
		患者体位舒适、安全	3	2	1	0
操作过程	55	核对医嘱	4	3	2	1
		清洁局部皮肤，观察局部皮肤情况	3	2	1	0
		根据服药面积，取大小合适的绵纸或薄胶纸，将所需药物均匀地平摊于绵纸或薄胶纸上，厚薄适中	10	8	6	4
		将药物敷贴于穴位或患处，避免药物溢出污染衣物	13	10	7	4
		使用敷料或棉垫覆盖，固定牢固	13	10	7	4
		询问患者有无不适	2	1	0	0
		告知相关注意事项	5	4	3	2
		协助患者整理衣着并取舒适体位，整理床单位	3	2	1	0
		再次核对医嘱	2	1	0	0
操作后	5	整理用物，洗手	3	2	1	0
		记录，签名	2	1	0	0
评价	5	技术熟练、动作轻巧、人文关怀	5	4	3	2
理论提问	10	回答正确、全面	10	8	6	4

十、注意事项

（1）孕妇的脐部、腹部、腰骶部及某些敏感穴位，如合谷、三阴交等处都不宜敷贴，以免局部刺激引起流产。

（2）药物应均匀涂抹于绵纸中央，厚薄一般以 0.2～0.5cm 为宜，覆盖敷料大小适宜。

（3）敷贴部位应交替使用，不宜单个部位连续敷贴。

（4）除拔毒膏外，患处有红肿及溃烂时不宜敷贴药物，以免发生化脓性感染。

（5）对于残留在皮肤上的药物不宜采用肥皂或刺激性物品擦洗。

（6）使用敷药后，如出现红疹、瘙痒、水疱等过敏现象，应暂停使用，报告医生，配合处理。

十一、案例分享

1. 胃脘痛

本病是一种常见的胃肠道功能紊乱性疾病，其特征为间歇性上腹痛、上腹胀、嗳气、反酸、恶心等。情志、饮食、寒热、劳倦等因素均可诱发或加重本病。

（1）辨证施护：证属肝气失调，横逆犯胃之证者，施以疏肝理气之法。

（2）中医护理适宜技术：中药穴位敷贴技术。

（3）药物：遵医嘱选甘草、白芍、延胡索。

（4）穴位：足三里穴、脾俞穴、中脘穴

（5）操作：将上药均等比例混匀，调以姜汁，按中药穴位贴敷技术操作步骤进行贴敷。每日1次，每次1~2小时，10日为1个疗程。

2. 中风并发便秘

便秘是中风患者常见并发症之一。粪便积滞肠道，日久水分被吸收而粪便干燥难排，因排便用力过度可增高颅内压，影响患者康复和预后。

（1）辨证施护：证属肺脾气虚之证者，施以疏通经络，调理脾胃之法。

（2）中医护理适宜技术：中药穴位敷贴技术。

（3）药物：遵医嘱选取大黄粉5g、芝麻油。

（4）穴位：神阙穴、天枢穴。

（5）操作：将上药混匀，按中药穴位敷贴技术操作步骤进行贴敷（图3-19）。每日1次，每次1~2小时，10日为1个疗程。

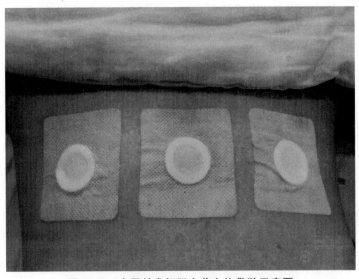

图3-19　中风并发便秘中药穴位敷贴示意图

第六节　中药敷胸技术

一、定义

中药敷胸技术是将药物研成细末，加适量赋形剂制成膏、糊敷于背部体表，通过药物渗透皮肤，以达到宣肺止咳、消瘀散结的一种方法。

二、历史溯源

敷胸技术是中药敷药技术的一种，历史悠久，源远流长，是中医药学宝库中的瑰宝，亦是中医外治法的重要组成部分。先古人类在长期的生活实践中发现，用一些植物或加热的石块、沙土等敷于身体某些部位，可以减轻或者消除机体的一些病痛，这可能就是敷药技术的起源。我国现存最早的医方书《五十二病方》中载有用地胆等外敷治病的方法，《灵枢·经脉》载有治筋急的马膏法，《周礼·天官》载有外敷药物治疗疮疡，《肘后备急方》载有将生地黄或瓜蒌捣烂外敷治伤等。

三、适应范围

适用于咳嗽、小儿肺炎喘嗽等。

四、禁忌证

（1）妊娠期、哺乳期患者。

（2）恶性肿瘤患者。

（3）对敷胸药物过敏者。

（4）严重皮肤病及皮肤有红肿、破损、皮疹者。

（5）疾病发作期的患者，如急性咽喉炎、黄疸、咯血、糖尿病及血糖控制不良者。

五、评估

（1）主要临床表现、既往史、过敏史，询问是否在月经期、妊娠期。

（2）患者敷药部位皮肤情况及皮肤对药物刺激的耐受程度。

（3）患者的年龄、配合程度及心理状况。

（4）肺部 DR 或 CT 检查结果。

六、物品准备

（1）器具与材料：调药板、毛巾 2 条、听诊器、必要时备保温桶（图 3-20）。

（2）药品：大黄粉 40g、玄明粉 10g、蒜泥 10g（图 3-21）。

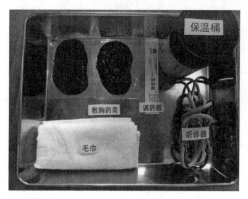

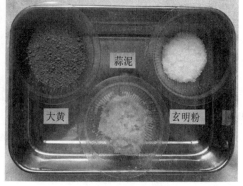

图 3-20　中药敷胸技术所需备品　　　　图 3-21　中药敷胸技术所需备品

（3）术者准备：将大黄粉 40g、玄明粉 10g、蒜泥 10g 加适量水调成糊状，用调药板取适量敷胸散药膏均匀地摊平于敷料（6cm×8cm）上，薄厚适中（3~5mm）。

七、操作要点

（1）核对医嘱，评估患者，做好解释。

（2）备齐用物，环境准备。屏风遮挡，避风保暖，室内温度与湿度适宜。

（3）患者取俯卧位，使全身放松，充分暴露背部。

（4）再次核对医嘱，听诊肺部以确定敷胸部位，用毛巾清洁皮肤。

（5）用调药板取适量敷胸散药膏（冬季可将药膏放于保温桶内保温，温度以 36~38℃为宜）均匀地摊平于敷料上，薄厚适中（3~5mm）。

（6）将药膏妥善固定于患者肺部湿啰音明显区域，盖好毛巾，避免药物外溢污染衣物，询问患者感觉，记录时间。

（7）敷药结束后，将贴敷药物取下，用毛巾清洁皮肤。

（8）评估敷药处的皮肤情况，发现异常及时处理。

（9）协助患者取舒适体位，告知注意事项，核对医嘱，整理床单位，分类清理用物并记录。

（10）治疗时间及疗程：根据病情每日治疗 1 次，1 岁以内 5 分钟/次，1~3 岁 10 分钟/次，3~7 岁 15 分钟/次，7 岁以上儿童及成人 20 分钟/次。7~14 次为 1 个疗程。

八、操作流程

中药敷胸技术操作流程见图 3-22。

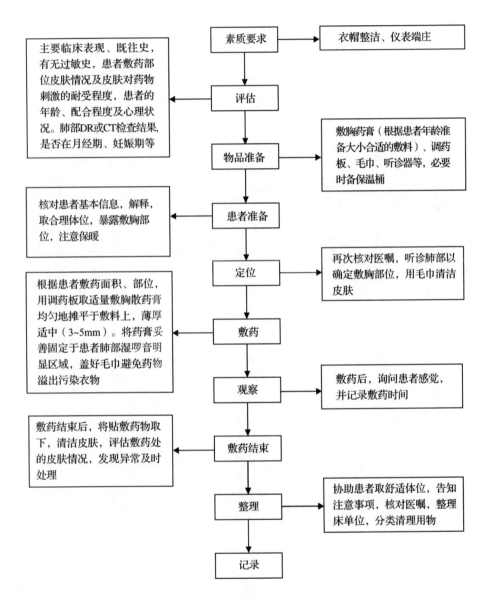

图 3-22　中药敷胸技术操作流程图

九、评分标准

中药敷胸技术操作考核评分标准见表3-6。

表3-6　中药敷胸技术操作考核评分标准

项目	总分	技术操作要求	评分等级			
			A	B	C	D
素质要求	2	仪表端庄，服装整洁	2	1	0	0
评估	10	主要临床表现、既往史，有无过敏史，患者敷药部位皮肤情况及皮肤对药物刺激的耐受程度，肺部DR或CT检查结果，是否在月经期、妊娠期等	4	3	2	1
		解释操作目的及方法	4	3	2	1
		宣教内容正确	2	1	0	0
操作前准备	7	洗手，戴口罩	2	1	0	0
		制作敷胸药膏，准备合适的敷料	3	2	1	0
		备齐并检查用物	2	1	0	0
安全与舒适	8	环境清洁、光线明亮	2	1	0	0
		核对医嘱	3	2	1	0
		患者体位舒适、安全	3	2	1	0
操作过程	50	敷胸部位、时间及用法	5	4	2	1
		暴露敷胸部位，注意保暖	4	3	2	1
		再次核对医嘱，听诊肺部以确定敷胸部位，用毛巾清洁皮肤	5	4	3	2
		敷胸药膏摊制均匀，薄厚大小适中	6	4	3	2
		敷料妥善固定于敷胸部位皮肤上	5	4	3	2
		观察局部皮肤及病情，询问患者有无不适	6	4	3	2
		敷药结束后，撤下敷料，清洁局部皮肤，评估贴敷部位皮肤情况	6	4	3	2
		告知相关注意事项	5	4	3	2
		协助患者整理衣物并取舒适体位，整理床单位	5	3	2	1
		再次核对医嘱	3	2	1	0
操作后	5	整理用物，洗手	3	2	1	0
		记录，签名	2	1	0	0
评价	8	技术熟练、动作轻巧、人文关怀	8	6	4	2
理论提问	10	回答正确、全面	10	8	6	4

十、注意事项

（1）局部皮肤有红肿、破溃、湿疹等禁止在患处敷药。

（2）敷药药膏的温度以36.0~38.0℃为宜。

（3）贴敷药物要妥善固定，避免肢体过度活动，以免药膏移位或脱落。

（4）敷药摊制要薄厚均匀，大小适中，一般厚3~5mm，面积6cm×8cm为宜。

（5）如果敷药后，局部皮肤出现烧灼感或发红，可提前取下药物，一效散外涂，保持皮肤清洁干燥，严禁抓挠。

十一、案例分析

肺炎喘嗽

肺炎喘嗽是小儿时期常见的肺系疾病之一，主要临床表现为发热、咳嗽、呼吸急促、呼吸困难以及肺部啰音等。本病全年皆有，冬春两季为多，好发于婴幼儿，本病包括西医学所称的支气管肺炎、间质性肺炎、大叶性肺炎等。

（1）辨证施护：证属痰热闭肺之证者，施以清热宣肺，化痰平喘之法。

（2）中医护理适宜技术：中药敷胸技术。

（3）药物：遵医嘱选取大黄粉40g、玄明粉10g。

（4）操作：将上药研末，与蒜泥10g调配至糊状。按敷胸技术操作步骤进行贴敷（图3-23），每日1次。7~14日1个疗程。

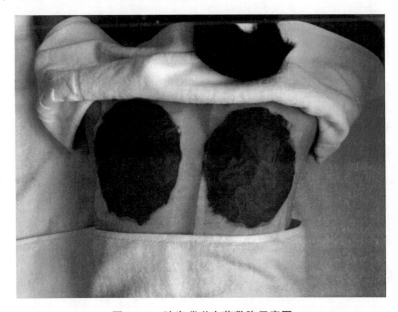

图3-23　肺炎喘嗽中药敷胸示意图

第七节　中药面膜技术

一、定义

中药面膜技术是将具有不同疗效或美容作用的中药外用于面部，达到滋润肌肤、防皱除纹、悦色增白以及除斑、去粉刺等功效，从而达到延衰驻颜或治疗损容性疾病的一种方法。常用美容中药面膜一般可分为保健型和治疗型两大种类。

二、历史溯源

中药化妆品在我国已有几千年的历史，在《山海经》《神农本草经》《本草纲目》等中国古代名著中均有关于中药化妆品的记载。古代本草文献中所谓"好颜色""悦泽人面""白丽"等功能描述的药物，常被现代美容学作为化妆品的添加剂。《神农本草经》中载有具有美容作用的白芷、白僵蚕、枸杞子等药材，其中一些已被日本、德国现代药理研究证实。我国现存的第一部理论专著《黄帝内经》奠定了中医理论体系的基础，同样也为传统美容学的发展奠定了理论依据。书中就论述了经络、气血与美容的关系。另《理瀹骈文》中亦有著："外治之理即内治之理，外治之药亦即内治之药，所异者法耳……而能补内治之不及此也。"由此可见中药面膜技术正是中药外用的具体形式。

三、适应范围

（1）黄褐斑、痤疮等。
（2）皮肤保养抗衰以及滋润美化肌肤。

四、禁忌证

（1）既往对某种面膜成分过敏者。
（2）皮肤伴有严重感染及溃疡、皮损破溃渗液者。
（3）皮肤敏感、对中药过敏、面部有炎症、冻伤、破溃、湿疹、水肿。
（4）过敏性哮喘、过敏性鼻炎等过敏体质者应慎用。

五、评估

（1）主要临床表现、既往史。
（2）配合程度、心理状况。
（3）面部的皮肤情况，局部病变部位皮肤情况。

（4）有无药物过敏史及皮肤过敏史。

六、物品准备

（1）器具与材料：调膜碗、调膜板、发带等（图3-24）。

（2）药品：中药粉剂、面膜调制液。

（3）术者准备：常用中药面膜制备。

①Ⅰ号（消炎面膜）：主要成分连翘、黄柏、丹参各100g，马齿苋60g。

功效：清热解毒祛湿、凉血消肿散结，适用于炎性丘疹、脓疱为主的皮损。

②Ⅱ号（软坚面膜）：主要成分三棱、当归、五倍子、连翘各100g。

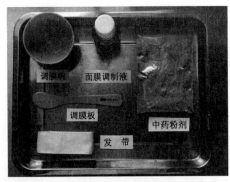

图3-24　中药面膜技术所需备品

功效：活血化瘀、软坚散结，适用于炎性痤疮消退后的萎缩性瘢痕和红印痕。

③Ⅲ号（消痕面膜）：主要成分当归、白蔹、白茯苓、珍珠粉各100g。

功效：活血化瘀、增白消痕，适用于黄褐斑皮损的治疗或肤色暗黄者。

④美白祛斑面膜：白茯苓、白葛根、白细辛、白术、薏苡仁、白山药、当归、绿豆粉各100g，防风30g。

将中药研磨成粉末，过100目筛，采用钴60辐照的方法杀菌，然后分别储存于磨口玻璃瓶中备用。

⑤杏仁面膜：主要成分杏仁、适量蛋清。

制作：将杏仁以热水烫泡后去皮，再捣成泥，最后加入蛋清。

功效：祛除黑斑、柔嫩肌肤、去除粉刺。

七、操作方法

（1）核对医嘱，评估患者，做好解释。

（2）备齐用物，环境准备，避风保暖，室内光线、温湿度适宜。

（3）协助患者取舒适体位，使全身放松，通常采用仰卧位。

（4）将发带系于额头发际线处，防止面膜污染头发。

（5）清洁面部，可以使用洗面奶或洁面乳清洁皮肤。使洁面乳充分起疱，轻轻按摩，至面部皮肤清洁，用清水拭去洁面乳，勿流入耳、鼻、眼内。

（6）调膜，根据患者病情取中药粉剂8~10g，用面膜调制液调匀成糊状。

（7）敷膜，用调膜板将调好的中药面膜均匀地涂抹于患者的面部，避开眼部和唇部，面部倒模时眼、鼻、口处可先覆盖纱布，以防呼吸影响导致面膜结痂。询问患者感觉，记录时间。

（8）清洁，根据病情不同面膜的保留时间不同，通常保留20~40分钟。用清水将中药面膜洗净，观察局部是否出现红斑、瘙痒、水疱、破溃等情况。

（9）评估面部皮肤治疗效果、患者感受及目标达到程度，告知相关注意事项。

（10）操作结束后，面部涂抹润肤水、药膏或润肤乳。

（11）治疗时间及疗程：根据病情 2~3 日治疗 1 次，根据病情不同 4~12 周为 1 个疗程。治疗满 1 个疗程后评定疗效。

八、操作流程

中药面膜技术操作流程见图 3-25。

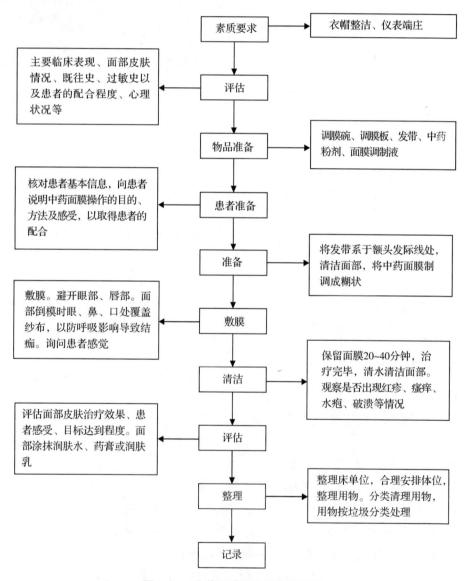

图 3-25　中药面膜技术操作流程图

九、评分标准

中药面膜技术操作考核评分标准见表3-22。

表3-22　中药面膜技术操作考核评分标准

项目	总分	技术操作要求	评分等级			
			A	B	C	D
素质要求	2	仪表端庄、服装整洁	2	1	0	0
评估	10	患者主要临床表现、面部皮肤情况，以及患者的配合程度、心理状况等	4	3	2	1
		解释操作目的及方法	3	2	1	0
		宣教内容正确、全面	3	2	1	0
操作前准备	5	洗手，戴口罩	2	1	0	0
		备齐并检查用物	3	2	1	0
安全与舒适	9	环境清洁、光线柔和明亮	2	1	0	0
		核对医嘱	4	3	2	1
		患者体位舒适、安全	3	2	1	0
操作过程	59	核对医嘱	4	3	2	1
		将发带系于额头发际线处，防止面膜污染头发	3	2	1	0
		清洁面部，符合要求	5	4	3	2
		调膜，根据需要将中药面膜调成糊状	3	2	1	0
		敷膜，避开眼部、唇部，手法正确	8	6	4	2
		记录时间	8	6	4	2
		面部倒模时，眼、鼻、口处覆盖纱布，以防呼吸影响导致面膜结痂	5	4	3	2
		询问患者感觉	4	3	2	1
		保留20~40分钟，治疗完毕。清水清洁面部	5	4	3	2
		观察，是否出现红疹、瘙痒、水疱、破溃	4	3	2	1
		评估面部皮肤治疗效果、患者感受、目标达到程度	5	4	3	2
		面部涂抹润肤水、药膏或润肤乳	3	2	1	0
		再次核对医嘱	2	1	0	0
操作后	5	整理用物，洗手	2	1	0	0
		记录，签名	3	2	1	0
评价	5	技术熟练、动作轻巧、人文关怀	5	4	3	2
理论提问	5	回答正确、全面	5	4	3	2

十、注意事项

（1）首次敷用面膜时，可选用耳后或肘窝处小范围皮肤试用，适当缩短敷贴时间，同时密切观察患者皮肤反应情况。

（2）敷面膜时，应密切观察患者皮肤情况，如有明显的灼热、瘙痒感，局部出现明显红斑，应立即洗去面膜，遵医嘱进行处理。

（3）干性皮肤，在敷贴前应使用一些柔肤水，以保证在皮肤湿润的时候敷面膜治疗，以增加疗效。

（4）敷面膜期间，嘱患者不要皱眉、大笑，避免大声说话。

（5）晚上是修复皮肤的最佳时机，不建议在上午或中午时间敷贴面膜。建议洗完热水澡后敷中药面膜，有利于增加疗效。敏感肌肤敷贴面膜前不建议洗热水澡，以免热刺激造成皮肤敏感。

（6）通常敷面膜的时间不超过40分钟，避免干面膜反向吸收肌肤的水分，特殊治疗面膜除外。

（7）可能出现的意外情况及处理方法：如有明显的灼热、刺痒感，局部出现明显红斑，应立即洗去面膜，以喷雾机用蒸馏水进行冷喷脱敏治疗。可用苯海拉明注射液100mg加入冷喷液中，每日1~2次，每次20分钟，或用生理盐水500mL加苯海拉明注射液200mg，以无菌纱布进行湿敷。连续数日，直至红斑消退、瘙痒减轻。

（8）首次敷膜者、皮肤敏感者可适当减少时间，或从短时间起，逐渐延长面膜敷贴时间。敏感性皮肤通过过敏性测试后以确定是否可以使用。

十一、案例分享

面部痤疮

面部痤疮是皮肤科常见病，多发病。常见症状为青春期脸上的脓疱，特点为病程长，皮肤发暗，比较粗糙，伴有单个或成片的炎性病灶，病灶可能发生在单个的毛囊，也可为多个毛囊聚合成片炎症较重，脓疱中有白色或黄色的分泌物。本病多发在青春期，男性有95%、女性有85%都曾患过不同程度的痤疮。

（1）辨证施护：证属脏腑蕴热、火毒炽盛之证者。施以清热解毒凉血之法。

（2）中医护理适宜技术：中药面膜技术。

（3）药物：一般选Ⅰ号（消炎面膜）面膜敷贴20~30分钟，Ⅱ号（软坚面膜）面膜敷贴30~120分钟，Ⅲ号（消痕面膜）面膜敷贴20~40分钟。

（4）操作：按中药面膜技术操作步骤进行中药面膜，根据患者的情况，选用合适的面膜（图3-26）。一般每周2~3次，4~8周为1个疗程。痤疮脓疱型皮损在针清后使用。

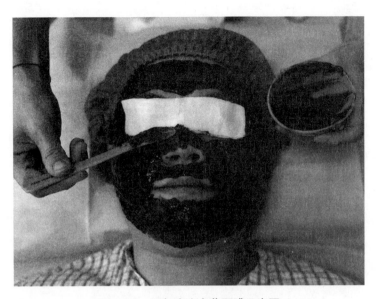

图 3-26 面部痤疮中药面膜示意图

第八节 中药熏蒸技术

一、定义

中药熏蒸技术又称为中药蒸煮技术、中药汽浴技术、药透技术、热雾技术等。是借用中药热力及药理作用熏蒸患处达到疏通腠理、祛风除湿、温经通络、活血化瘀的一种操作技术。

二、历史溯源

中药熏蒸技术历史悠久，西周时期就盛行于宫廷王室，用来洁身、治病、辟邪，也是相互招待的一种礼仪。从唐朝起开始应用到临床各科，至明清，进入鼎盛阶段。《黄帝内经》《金匮要略》《理瀹骈文》《医宗金鉴》等中医经典，对此都有详细记载。尤其在清代，熏蒸在清宫方药中占有很大的比例。在《慈禧光绪医方选仪》中就曾收载慈禧光绪常用熏蒸65首。其中熏身方20首，熏头方16首，熏面方3首，熏眼方15首，熏四肢方7首，坐熏方4首。新中国建立后，随着科技的进步，亦有一批很有影响的专著如《自然疗法大全》《实用中医独特疗法大全》《当代中药外治临床大全》《中国医学疗法大全》等十余种有关中药熏蒸技术的单行本相继出版，师承前人，推陈出新，为中药外治和中药熏蒸技术的不断发展推波助澜。由于中药熏蒸技术简便有效，用途广泛，故时至今日仍被大量应用于临床。

三、适应范围

（1）慢性肾功能不全、水肿等。

（2）感冒、风湿、类风湿性关节炎、肩周炎、强直性脊柱炎等。

（3）腰椎间盘脱出症、退行性骨关节病、各种急慢性软组织损伤等。

（4）痛经、闭经等。

（5）高脂血症和高蛋白血症、糖尿病、失眠、神经症、血栓闭塞性脉管炎、慢性肠炎等。

（6）银屑病、硬皮病、皮肤瘙痒症、脂溢性皮炎等。

四、禁忌证

（1）孕妇、月经期妇女。

（2）急性传染病、严重心脏病、严重高血压。

（3）危重外科疾病、严重化脓感染疾病，需要进行抢救者。

（4）慢性肢体动脉闭塞性疾病、严重肢体缺血、发生肢体干性坏疽、禁止使用中高温（超过38℃）熏蒸。

（5）饱食、饥饿、过度疲劳。

（6）温热感觉障碍者。

（7）过敏性哮喘病。

（8）饭前、饭后30分钟内。

五、评估

（1）主要临床表现、既往史，对热、疼痛的耐受程度。

（2）是否在月经期、妊娠期、有无出血性疾病及传染病史等。

（3）局部皮肤有无破溃、疖肿、渗出等。

（4）体质及进餐时间。

六、物品准备

（1）器具与材料：药液、容器（根据熏蒸部位的不同选用）、水温计或水温枪、治疗巾或浴巾、必要时准备屏风及坐浴架（支架）等（图3-27）。

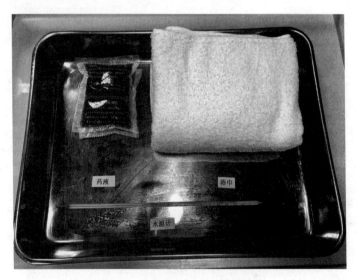

图3-27　中药熏蒸技术所需备品

（2）药品：药液。

七、操作要点

（1）核对医嘱，评估患者，介绍自己，向患者说明中药熏蒸的目的、注意事项，以取得患者配合。

（2）备齐用物，环境准备。关闭门窗，注意保暖，室内温度与湿度适宜。

（3）选取体位，选取合理、舒适体位，如坐位，暴露熏蒸部位。

（4）将 43~46℃ 药液倒入容器内，对准熏蒸部位。

（5）用浴巾或治疗巾盖住熏蒸部位及容器，使药液蒸汽熏蒸患处，待温度降至 38~40℃ 时，将患处浸泡于药液中。

（6）随时观察患者病情及局部皮肤变化情况，询问患者感受并及时调整药液温度。

（7）治疗结束观察并清洁患者皮肤，协助患者整理着衣，取舒适体位。

（8）记录熏蒸时间、部位及皮肤情况。

（9）治疗时间及疗程：根据病情每日 1 次，每次 20 分钟，10 日为 1 个疗程。治疗满 1 个疗程后评定疗效。

八、操作流程

中药熏蒸技术操作流程见图 3-28。

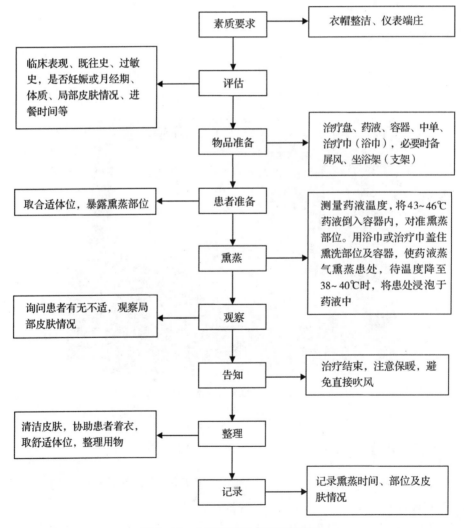

图 3-28　中药熏蒸技术操作流程图

九、评分标准

中药熏蒸技术操作考核评分标准见表3-8。

表3-8　中药熏蒸技术操作考核评分标准

项目	总分	技术操作要求	评分等级			
			A	B	C	D
素质要求	2	仪表端庄、服装整洁	2	1	0	0
评估	12	患者主要临床表现及熏蒸部位皮肤情况，对热、疼痛的耐受程度，是否在妊娠期及月经期等	2	1	0	0
		解释操作目的及方法	4	3	2	1
		宣教内容正确	4	3	2	1
		询问进餐时间，取得患者配合	2	1	0	0
操作前准备	6	洗手，戴口罩	2	1	0	0
		备齐并检查用物	4	3	2	1
安全与舒适	8	环境清洁、温度适宜	2	1	0	0
		熏蒸前饮淡盐水或温开水200mL	2	1	0	0
		核对医嘱	1	0	0	0
		协助患者取合理、舒适体位，暴露熏蒸部位	3	2	1	0
操作过程	52	核对医嘱、熏蒸部位及熏蒸方法	2	1	0	0
		药液温度：43~46℃，倒入容器内，对准熏蒸部位	10	8	6	4
		熏蒸时间：20~30分钟，观察并询问患者感受	8	6	4	2
		观察患者局部皮肤变化，调整药液温度	8	4	0	0
		治疗结束，清洁患者皮肤，观察局部皮肤有无烫伤、过敏	8	4	0	0
		操作过程保持衣服、床单位清洁	6	3	0	0
		告知相关注意事项，如有不适及时通知护士	4	2	0	0
		协助患者取舒适体位，整理衣着、床单位	4	3	2	1
		再次核对医嘱	2	1	0	0
操作后	4	整理用物，洗手	2	0	0	0
		记录，签名	2	1	0	0
评价	6	流程合理、技术熟练、人文关怀	6	4	2	0
理论提问	10	回答正确、全面	10	8	6	4

十、注意事项

（1）患者在熏蒸治疗前要饮淡盐水或温开水200mL，避免出汗过多引起脱水。餐前餐后30分钟内，不宜熏蒸。

（2）冬季熏蒸时，应注意保暖。夏季要避风，熏蒸后拭干身体，避免汗出当风，引起感冒。

（3）在全身熏蒸过程中，如患者感到头晕不适，应停止熏蒸，卧床休息。

（4）药汤温度要适宜，不可太热，以免烫伤皮肤。如果熏蒸时间较久，须持续加热，要注意避免烫伤，并做好防火措施，才能收到安全良好的治疗效果。

（5）患者每次使用过的熏蒸床以 500mg/L 含氯消毒溶液擦拭，熏蒸锅定时用 0.5% 过氧乙酸溶液喷洒消毒，熏蒸室每晚紫外线照射 1 小时，防止交叉感染。患者所用被单或毛巾被应独立使用，每日更换。

（6）如熏蒸无效或病情反而加重者，则应停止熏蒸，改用其他方法治疗。

（7）熏蒸时间为 20~30 分钟。

十一、案例分享

1. 慢性肾功能不全

本病临床上多有恶心、呕吐等症状，甚至食入即吐。中医认为其病机关键是脾肾虚衰，毒损肾络，其毒主要为湿浊、痰饮、瘀毒、药毒等。患者有时不愿或无法内服药物，此时应用中药熏蒸技术，可促进、代谢产物等随汗液从皮肤排出，能够明显改善慢性肾功能衰竭患者的疲倦无力、水肿、纳差等症状。

（1）辨证施护：证属湿浊血瘀之证者，施以宜开腠泻毒，利水消肿之法。

（2）中医适宜护理疗法：中药熏蒸技术。

（3）药物：遵医嘱给药。

（4）操作：按中药熏蒸技术操作步骤进行中药熏蒸。应用中药汽疗仪，将中药加清水 3000~3500mL，通电煎沸 20~30 分钟，待蒸汽舱内温度达 37℃时，患者进入舱内，中药蒸汽熏蒸全身各处（除头外）（图 3-29），每日 1 次，每次 20 分钟。10 次为 1 个疗程，疗程之间可间隔 3 日。

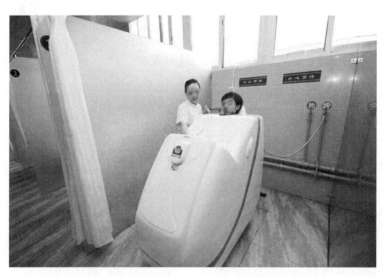

图 3-29　慢性肾功能不全中药熏蒸示意图

2. 咳嗽（上呼吸道感染、支气管炎）

本病是以咳嗽、咯痰为主要症状，外感或内伤等因素，导致肺失宣肃，肺气上逆，冲击气道，发出咳声或伴咯痰为临床特征的一种病症。

（1）辨证施护：证属寒邪滞肺之证者，施以温散肺寒，宣肺止咳之法。

（2）中医适宜护理疗法：中药熏蒸技术。

（3）药物：遵医嘱给药。

（4）操作：按中药熏蒸技术操作步骤进行中药熏蒸。将中药加水 1000~1500mL，煎煮 20 分钟左右，煮沸后将药液倒入熏蒸理疗仪中，趁热将壶口对准患者面部口鼻熏蒸，并令患者重吸之。凉后加热，反复重吸（图 3-30），每日 1 付，早晚各 1 次。

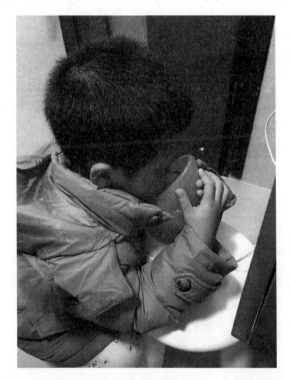

图 3-30　咳嗽（上呼吸道感染、支气管炎）中药熏蒸示意图

第九节 TDP 神灯照射中药熏药技术

一、定义

TDP 神灯照射中药熏药技术是将药物敷布于患处，通过 TDP 神灯治疗仪热辐射，通过皮肤吸收，减少渗出，改善微循环，以活血化瘀，散寒止痛，从而治疗疾病的一种方法。

二、历史溯源

早在公元前 1300 年的甲骨文中，前人在大量有关中医外治的经验体会后就有了文字上的描述。在《周礼·天官》中就记载了治疗疮疡常用的外敷药物技术、药物腐蚀技术等，如疡医掌肿痛、溃疡、拆疡、金疡，祝药刮杀之齐，凡疗疡以五毒攻之。其中"祝药即敷药在我国现存最早的临床医学文献《五十二方》中，疮口外敷的有"傅""涂""封安"之技术。春秋战国时期，在《黄帝内经》，还有"桂心渍酒，以熨寒痹"，用白酒和桂心涂治风中血脉等记载，被后世誉为膏药之始。到了周秦时期贴敷技术无论是基础理论还是具体方法，虽无完整体系和专著出现，但其治疗思想已经形成。

三、适应范围

（1）闭合性软组织损伤；急慢性风湿，类风湿性关节炎；颈肩痛，腰腿痛等。

（2）胃脘胀满或胀痛；胁肋胀痛嗳气频作，胸闷不舒等。

（3）中风，半身偏枯；风寒湿痹证；痿证等。

（4）寒疝腹痛，少腹坠胀；妇女痛经；带下等。

四、禁忌证

（1）急性化脓性炎症。

（2）有出血倾向。

（3）恶性肿瘤、血栓性静脉瘤。

（4）活动性肺结核。

（5）置有心脏起搏器者、孕妇下腹部。

（6）局部金属异物，对电流不耐受。

（7）治疗部位皮肤有创伤、皮肤破溃、皮肤感染。

（8）恶性高血压、严重心脑血管疾病、严重肝肾功能障碍。

五、评估

（1）主要临床表现、既往史。

（2）对热、疼痛的耐受程度。

（3）局部皮肤有无破损、流液、红肿、渗出。

（4）有无药物过敏史及皮肤过敏史等。

六、物品准备

（1）器具与材料：药膏、胶布、滤纸、治疗巾、弯盘、毛巾数条；酌情备橡胶单、中单等；必要时备有色眼镜（图3-31）。

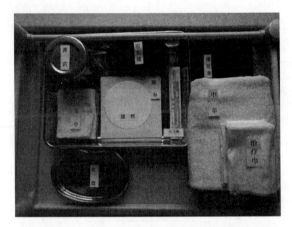

图3-31　TDP神灯照射中药熏药技术所需备品

（2）药品：药膏（科室自备）。

七、操作要点

（1）核对医嘱，评估患者，做好解释。

（2）备齐用物，环境准备。TDP神灯治疗仪接通电源，预热5~10分钟。病室安全、清洁、舒适，关闭门窗，必要时屏风或围帘遮挡。

（3）患者体位，根据患者治疗的部位，取合理体位，便于护士操作，暴露照射部位，注意保暖。

（4）铺治疗巾，酌情铺橡胶单和中单。用温毛巾清洁治疗部位，擦拭超出治疗范围2~3cm。

（5）将药膏均匀摊布在滤纸上敷布于治疗部位，周围用毛巾覆盖，保护皮肤。

（6）调节灯距、时间，一般灯距为30~50cm，用手背试温，以患者感觉温热为宜。照射时间为20分钟。

（7）治疗期间加强巡视，根据患者对热的耐受程度，随时调节照射头高度，防止烫伤。

（8）照射完毕，移走TDP神灯，撤除药膏及毛巾，清洁并评估局部皮肤。

（9）治疗时间及疗程：遵医嘱每日治疗 1 次，7~10 次为 1 个疗程。治疗满 1 个疗程后评定疗效。如病情需要，可连续长期照射。

八、操作流程

TDP 神灯照射中药熏药技术操作流程见图 3-32。

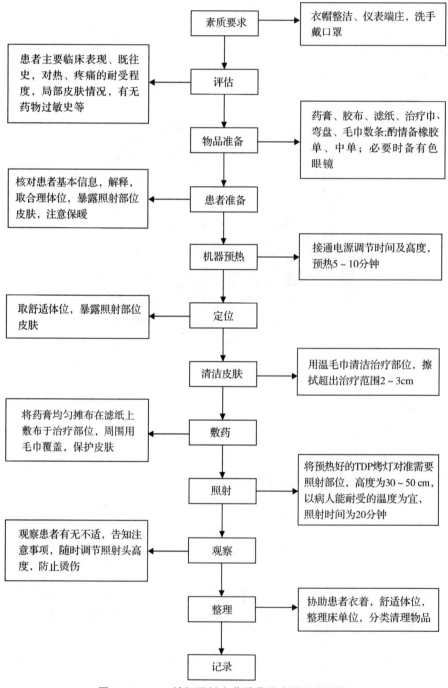

图 3-32　TDP 神灯照射中药熏药技术操作流程图

九、评分标准

TDP 神灯照射中药熏药技术评分标准见表 3-9。

表 3-9 TDP 神灯照射中药熏药技术评分标准

项目	总分	技术操作要求	评分等级			
			A	B	C	D
素质要求	2	仪表端庄，服装整洁	2	1	0	0
评估	10	评估主要临床表现、既往史，对热、疼痛的耐受程度，局部皮肤情况，有无药物过敏史等	4	3	2	1
		解释操作目的及方法	3	2	1	0
		宣教内容正确	3	2	1	0
操作前准备	5	洗手，戴口罩	2	1	0	0
		备齐并检查用物	3	2	1	0
安全与舒适	8	环境清洁、光线明亮	2	1	0	0
		核对医嘱	3	2	1	0
		患者体位舒适、安全	3	2	1	0
操作过程	50	核对医嘱	5	4	3	2
		机器预热，通电源、调节时间及高度	4	3	2	1
		取舒适体位，暴露照射部位皮肤	6	4	3	2
		温毛巾清洁皮肤	5	4	3	2
		将药膏均匀摊布在滤纸上敷布于治疗部位，周围用毛巾覆盖，保护皮肤	5	4	3	2
		将预热好的 TDP 神灯对准需照射部位，高度为 30~50cm，以患者能耐受的温度为宜	10	8	6	4
		观察患者有无不适，交代注意事项	10	8	6	4
		再次核对医嘱	5	4	3	2
操作后	5	整理用物，洗手	3	2	1	0
		记录，签名	2	1	0	0
评价	5	技术熟练、动作轻巧、人文关怀	5	4	3	2
理论提问	15	回答正确、全面	15	12	9	6

十、注意事项

（1）高热、开放性肺结核、严重动脉硬化、出血等病症不适用 TDP 治疗。高血压患者不得照射头部。

（2）首次或较长时间放置后使用，照射头可能出现白气（烟）的现象，这是照射头保温材料吸潮所致的，待预热一段时间后会自行消失。使用时严禁触摸照射头网罩内的治疗板和其他机件，以免被烫伤或引起触电事故。TDP 神灯治疗板有效工作时间为 1500 小时，超过 1500 小时疗效将下降（此时治疗板颜色变浅或呈灰色），应更换新治疗板以保证其疗效。

（3）治疗部位必须完全裸露，否则影响疗效。但治疗面部时患者应戴上有色眼镜或眼罩，保护双眼，以免发生眼干涩现象，婴幼儿治疗温度酌减。

（4）患者意识不清、局部感觉障碍、血液循环障碍、瘢痕者，治疗时应调大灯距，防止烫伤。

（5）TDP 神灯照射后皮肤出现微红温热，属于正常现象。如照射后出现小水疱，无须处理，可自行吸收。如水疱较大，可用无菌注射器抽去疱内液体，覆盖无菌纱布，保持干燥，防止感染。

十一、案例分享

1. 带状疱疹

带状疱疹（俗称"蛇丹""缠腰龙"或"蜘蛛疮"）由水痘-带状疱疹病毒感染引起，是累及神经和皮肤的常见疱疹性皮肤病。其临床特点是群集的粟粒至绿豆大小的丘疱疹，呈带状分布常侵袭肋间神经、三叉神经。具有嗜皮肤和神经的特性，故皮损、疼痛明显。

（1）辨证施护：证属脾虚湿蕴之证者，施以宜健脾利湿、解毒止痛之法。

（2）中医护理适宜技术：TDP 神灯照射中药熏药技术。

（3）照射穴位：中脘、大横等穴。

（4）操作：按 TDP 神灯照射中药熏药技术操作步骤进行（图 3-33、图 3-34）。每日 1 次，14 日为 1 个疗程。

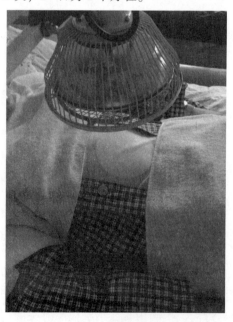 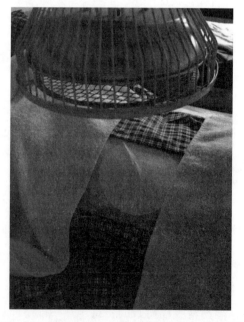

图 3-33 带状疱疹 TDP 神灯照射中药熏药示意图　图 3-34 带状疱疹 TDP 神灯照射中药熏药示意图

2. 腰间盘突出症

腰间盘突出是指髓核变性、膨隆或向纤维环破口突出压迫神经引起神经损害的一类病症。

（1）辨证施护：证属寒湿痹阻之证者，施以温经散寒、祛风除湿之法。

（2）中医护理适宜技术：TDP 神灯照射中药熏药技术。

（3）照射穴位：足三里、环跳、委中、承山等。

（4）操作：按 TDP 神灯照射中药熏药技术操作步骤进行（图 3-35），每日 1 次，14 日为 1 个疗程。

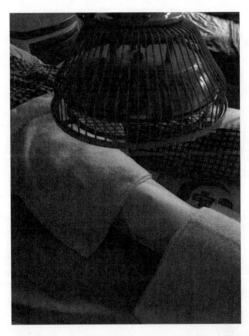

图 3-35　腰间盘突出症带状疱疹 TDP 神灯照射中药熏药示意图

第十节　中药泡洗技术

一、定义

中药泡洗技术是泡洗时利用洗液的温热之力及药物本身的功效，浸洗全身或局部皮肤，起到活血、消肿、止痛、去瘀生新、杀虫消毒等作用的一种技术。本法不仅适用于痈、疮、肿毒、癣、痔、烫伤、外伤、骨伤等局部疾病，也可用于发热、失眠、便秘、中风、关节炎、肾病、高血压、糖尿病等全身性疾患。

二、历史溯源

中药泡洗技术有 2000 多年的历史，我国最早的医书《五十二病方》就有关于中药泡洗的记载。《内经》中有"其有邪者，渍形以汗"，进一步阐述了泡洗技术的治疗理论。实际应用在东汉张仲景所著的《金匮要略》中用苦参汤泡洗治疗狐惑病蚀于下部者得到充分体现。运用该法治疗痔瘘最早见唐代孙思邈《千金要方》。以后此法历代习用，并逐渐发展，应用范围不断扩大。

三、适应范围

（1）骨性关节炎、风湿、类风湿性关节炎等。
（2）脑血管疾病恢复期、肾病、痛经等。
（3）高血压、失眠、长期精神紧张疾病等。
（4）小儿消化不良、便秘、慢性肠炎等。
（5）血栓闭塞性脉管炎、皮肤病等。

四、禁忌证

（1）急性传染病、严重心脏衰竭、呼吸衰竭。
（2）危重外科疾病、患处有伤口、严重化脓感染疾病、需要进行抢救者、严重骨性病变（如骨结核等）。
（3）妊娠期、月经期。
（4）饱食、饥饿、过度疲劳、饭前饭后 30 分钟内。
（5）温热感觉障碍者。

五、评估

（1）主要临床表现、既往史，对热、疼痛的耐受程度。

（2）是否在妊娠期、月经期及有无出血性疾病等。

（3）泡洗部位皮肤有无破溃、渗出等。

（4）有无药物过敏史或皮肤过敏史。

（5）体质及进餐时间。

六、物品准备

（1）器具与材料：治疗盘、泡洗装置、一次性药浴袋、水温计或水温枪、治疗巾或毛巾，必要时准备屏风及坐浴架（支架）等（图3-36、图3-37）。

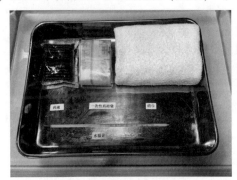 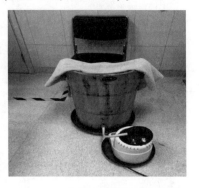

图3-36　中药泡洗技术所需备品　　　　图3-37　中药泡洗技术所需备品

（2）药品：药液。

七、操作要点

（1）核对医嘱，评估患者，介绍自己，向患者说明中药泡洗的目的、注意事项，以取得患者配合。

（2）备齐用物，环境准备。关闭门窗，注意保暖，室内温度与湿度适宜。

（3）根据患者泡洗的部位，选取合理、舒适体位。

（4）将药液倒入容器内，药液温度保持40℃左右。遵医嘱进行全身泡洗或局部泡洗，浸泡30分钟。

（5）观察室温、药液温度是否合适，定时测药温，询问患者有无不适。

（6）饮用温开水300~500mL，以补充体液及增加血容量以利于代谢废物的排出。

（7）清洁皮肤，擦干，协助患者着衣并取舒适卧位，整理床单位，清理用物。

（8）记录泡洗时间、部位及皮肤情况。

（9）治疗时间及疗程：根据病情每日1~2次，每次30分钟。10日为1个疗程，治疗满1个疗程后评定疗效。

八、操作流程

中药泡洗技术操作流程见图 3-38。

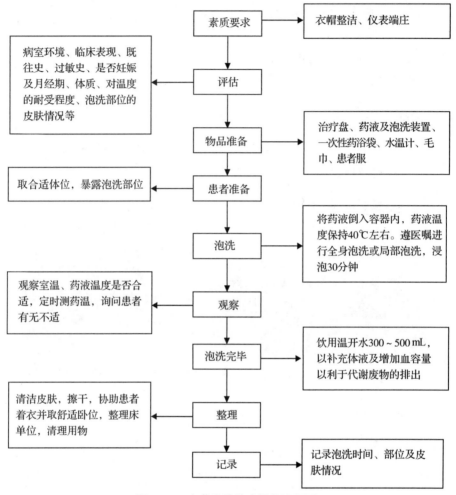

图 3-38　中药泡洗技术操作流程图

素质要求 → 衣帽整洁、仪表端庄

评估 → 病室环境、临床表现、既往史、过敏史、是否妊娠及月经期、体质、对温度的耐受程度、泡洗部位的皮肤情况等

物品准备 → 治疗盘、药液及泡洗装置、一次性药浴袋、水温计、毛巾、患者服

患者准备 → 取合适体位，暴露泡洗部位

泡洗 → 将药液倒入容器内，药液温度保持40℃左右。遵医嘱进行全身泡洗或局部泡洗，浸泡30分钟

观察 → 观察室温、药液温度是否合适，定时测药温，询问患者有无不适

泡洗完毕 → 饮用温开水300~500 mL，以补充体液及增加血容量以利于代谢废物的排出

整理 → 清洁皮肤，擦干，协助患者着衣并取舒适卧位，整理床单位，清理用物

记录 → 记录泡洗时间、部位及皮肤情况

九、评分标准

中药泡洗技术操作考核评分标准见表 3-9。

表 3-9　中药泡洗技术操作考核评分标准

项目	总分	技术操作要求	评分等级			
			A	B	C	D
素质要求	2	仪表端庄、服装整洁	2	1	0	0
评估	12	患者主要临床表现及泡洗部位皮肤情况，对热、疼痛的耐受程度，是否在妊娠期及月经期等	4	3	2	1
		解释操作目的及方法	4	3	2	1
		宣教内容正确	4	3	2	1

续表

项目	总分	技术操作要求	评分等级			
			A	B	C	D
操作前准备	6	洗手，戴口罩	2	1	0	0
		备齐并检查用物	4	3	2	1
安全与舒适	7	环境清洁、调节室内温度，关闭门窗	2	1	0	0
		核对医嘱	2	1	0	0
		患者体位舒适、安全；保护隐私	3	2	1	0
操作过程	53	核对医嘱、泡洗部位及泡洗方法	2	1	0	0
		测量药液温度，在40℃左右	6	3	0	0
		根据泡洗部位选择合适药液量：全身泡洗水位在膈肌以下、局部泡洗浸过患部	10	8	4	2
		遵医嘱确定泡洗时间，一般30分钟	4	0	0	0
		定时测量药液温度、询问患者感受	4	2	0	0
		室温适宜	4	0	0	0
		观察患者全身情况：面色、呼吸、汗出及局部皮肤情况	8	6	4	2
		询问患者有无不适，体位舒适度	4	2	0	0
		告知相关注意事项	4	3	2	1
		清洁并擦干皮肤	2	1	0	0
		协助患者着衣，取舒适体位，整理床单位	3	2	1	0
		洗手，再次核对医嘱	2	1	0	0
操作后	4	整理用物，洗手	2	1	0	0
		记录，签名	2	1	0	0
评价	6	流程合理、技术熟练、人文关怀	6	4	2	0
理论提问	10	回答正确、全面	10	8	6	4

十、注意事项

（1）防烫伤，糖尿病、足部皲裂患者的泡洗温度适当降低。

（2）泡洗过程中，应关闭门窗，避免患者感受风寒。

（3）全身泡洗时水位应在膈肌以下，以微微出汗为宜。如出现心慌等不适症状，及时告知护士；餐前餐后30分钟内不宜进行全身泡浴。

（4）泡洗过程中护士应加强巡视，注意观察患者的面色、呼吸、汗出等情况。如出现头晕、心慌等异常症状，应停止泡洗，报告医生。

（5）泡洗时应注意浸泡温度，另外患者泡洗应微微出汗，不可大汗淋漓，以防患者虚脱，即所谓的"气随汗脱"。

（6）泡洗过程中，应饮用温开水300～500mL，小儿及老年人酌减，以补充体液及增加血容量以利于代谢废物的排出。有严重心肺及肝肾疾病患者饮水不宜超过150mL。

（7）中药泡洗时间30分钟为宜。

十一、案例分享

1．膝痹病（膝关节骨性关节炎）

本病是中老年人及重体力劳动者的常见病。主要表现为关节边缘增生和关节面的硬化，这是关节面耐压能力降低的一种老化现象，主要病变来自关节软骨变性。中医认为肝肾虚衰，体质下降是本病的内因，而风寒湿邪流注关节，外伤后血瘀阻络是本病的外因。

（1）辨证施护：证属风寒湿痹之证者，施以宜活血化瘀、祛风除湿、疏经通络之法。

（2）中医护理适宜技术：中药泡洗技术。

（3）药物：遵医嘱熬煮药物。

（4）操作：按中药泡洗技术操作步骤进行中药泡洗（图3-39）。每次30分钟，每日1~2次，每次间隔3~7小时。1份药液可用3日，18日为1个疗程。

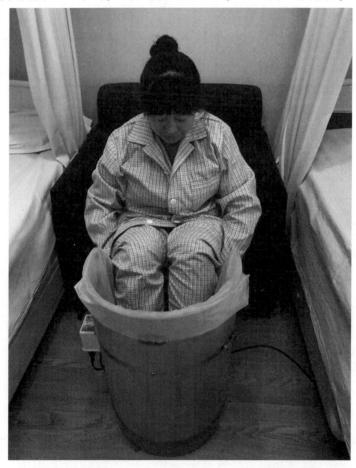

图3-39　膝痹病（膝关节骨性关节炎）中药泡洗示意图

2. 筋瘤（静脉曲张）

本病患者常感患肢沉重、胀痛、易疲劳，休息后可缓解。患肢小腿浅静脉渐现隆起、扩张，有时可卷曲成团或囊状，尤以站立后明显，抬高腿后消失。中医认为本病乃因先天禀赋不足，筋脉薄弱，加之久行久立，过度劳累，进一步损伤筋脉，以致经脉不合，气血运行不畅，血壅于下，瘀血阻滞脉络扩张充盈，日久交错盘曲而成。

（1）辨证施护：证属劳倦伤气之证者，施以宜活血化瘀、舒筋通络之法。

（2）中医护理适宜技术：中药泡洗技术。

（3）药物：遵医嘱熬煮药物。

（4）操作：按中药泡洗技术操作步骤进行中药泡洗（图3-40）。每日1~2次，10日为1个疗程。

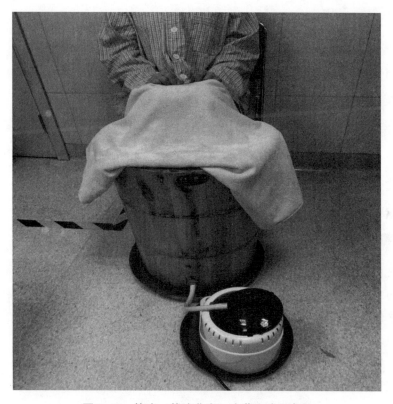

图3-40 筋瘤（静脉曲张）中药泡洗示意图

第十一节　中药淋洗技术

一、定义

中药淋洗技术又称淋射法，是用药物煎剂或冲剂不断喷洒患处的一种方法。中药淋洗技术可起到疏通经络、活血化瘀、祛风散寒、清热解毒、消肿止痛等功效。

二、历史溯源

早在宋代，唐慎微所著的《证类本草》中，就载有草绳淋法治疗中暑。明代李时珍《本草纲目》中也有用冷水淋射百会穴或哑门穴治疗鼻衄的记载。现代临床上则主要用淋洗法治疗一些局部水肿疼痛的病症，均有较好疗效。

三、适应范围

（1）适用于因外伤所致的肌肉、血管、韧带等软组织损伤。
（2）骨折固定后促进关节功能恢复。
（3）因风、热、湿阻于肌肤引起的皮肤疾病。

四、禁忌证

（1）大汗、饥饿、过饱及过度疲劳者。
（2）有急性传染性疾病，恶性肿瘤、严重心脏病、重型高血压、呼吸困难等严重内科疾病及有出血倾向者。
（3）有大范围感染性病灶并已化脓破溃时，禁止局部淋洗。
（4）对药物过敏者。
（5）眼部肿瘤、眼出血、急性结膜炎等不宜用眼部淋洗。

五、评估

（1）主要临床表现、既往史。
（2）患者体质、证候主症、药物过敏史。
（3）患者病变部位及淋洗部位的皮肤情况。
（4）患者的心理状况、配合程度。

六、物品准备

（1）器具与材料：喷壶、无菌镊子、生理盐水棉球、毛巾、水温计、一次性弯盘等（图 3-41）。

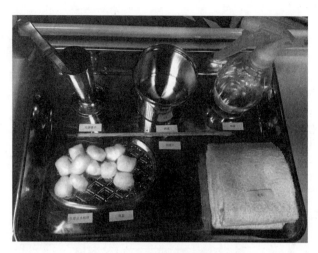

图 3-41　中药淋洗技术所需备品

（2）药品：中药液。

七、操作方法

（1）核对解释。核对患者身份，介绍自己，向患者说明中药淋洗治疗的目的、操作方法、注意事项，以取得患者配合。

（2）评估患者。观察局部皮肤有无破损、红肿、渗出，是否清洁等。询问患者是否在月经期、妊娠期，有无用药过敏史及皮肤过敏史，患者心理状况是否良好。

（3）备齐用物，环境准备。关闭门窗、注意保暖，室内温度与湿度适宜。

（4）根据淋洗部位，取合理体位，便于护士操作。暴露淋洗部位皮肤，注意保暖及保护患者隐私。

（5）淋洗部位皮肤有脏污者，可先使用生理盐水棉球清洁皮肤。

（6）将配制的药物煎汤去渣，温度维持在 45~50℃，将药水装入喷壶或脸盆内，不断淋洗患处，淋洗部位下方可放置容器或毛巾，以接药水。若药水已凉，需加温后再放入喷壶内继续淋洗。按其淋洗部位可分为头面部、眼部、四肢部。

①头面部：将中药药液倒入清洁消毒的脸盆中，待药液温度适宜，进行沐发、洗头、洗面。

②眼部：将中药药液倒入清洁消毒的脸盆中，一般是先熏后洗。将煎剂滤清后淋洗患眼，洗眼时，可用消毒纱布或棉球蘸药水不断淋洗眼部。

③手足：将中药药液倒入喷壶内，下放容器以接药水。四肢中药淋洗要根据患病部位的不同，选择合适的体位，固定好患部再用喷壶内药液进行淋洗。

（7）淋洗后使用消毒后毛巾将局部皮肤拭干。

（8）整理用物。

（9）记录药物名称、淋洗部位、淋洗时间及患者感受。

八、操作流程

中药淋洗技术操作流程见图 3-42。

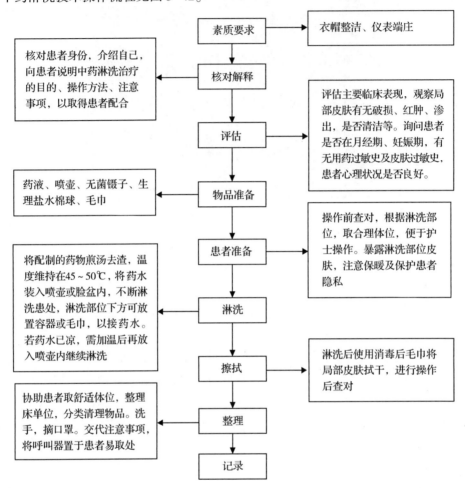

图 3-42 中药淋洗技术操作流程图

素质要求 → 衣帽整洁、仪表端庄

核对患者身份，介绍自己，向患者说明中药淋洗治疗的目的、操作方法、注意事项，以取得患者配合 ← 核对解释

评估 → 评估主要临床表现，观察局部皮肤有无破损、红肿、渗出，是否清洁等。询问患者是否在月经期、妊娠期，有无用药过敏史及皮肤过敏史，患者心理状况是否良好。

药液、喷壶、无菌镊子、生理盐水棉球、毛巾 ← 物品准备

患者准备 → 操作前查对，根据淋洗部位，取合理体位，便于护士操作。暴露淋洗部位皮肤，注意保暖及保护患者隐私

将配制的药物煎汤去渣，温度维持在45~50℃，将药水装入喷壶或脸盆内，不断淋洗患处，淋洗部位下方可放置容器或毛巾，以接药水。若药水已凉，需加温后再放入喷壶内继续淋洗 ← 淋洗

擦拭 → 淋洗后使用消毒后毛巾将局部皮肤拭干，进行操作后查对

协助患者取舒适体位，整理床单位，分类清理物品。洗手，摘口罩。交代注意事项，将呼叫器置于患者易取处 ← 整理

记录

九、评分标准

中药淋洗技术操作考核评分标准见表 3-11。

表 3-11 中药淋洗技术操作考核评分标准

项目	总分	技术操作要求	评分等级			
			A	B	C	D
素质要求	2	仪表端庄，服装整洁	2	1	0	0
评估	10	核对患者身份，解释操作目的及方法	3	2	1	0
		宣教内容正确	3	2	1	0
		评估局部皮肤有无破损、红肿、渗出，是否清洁等。询问患者是否在月经期、妊娠期，有无用药过敏史及皮肤过敏史，患者心理状况是否良好	4	3	2	1

项目	总分	技术操作要求	评分等级			
			A	B	C	D
操作前准备	6	洗手，戴口罩	3	2	1	0
		备齐并检查用物，按顺序放置	3	2	1	0
安全与舒适	8	环境清洁，光线明亮	2	1	0	0
		操作前查对	3	2	1	0
		患者取合理、舒适、安全体位	3	2	1	0
操作过程	53	操作中查对	3	2	1	0
		药液温度45~50℃，倒入容器内，进行淋洗	6	4	0	0
		淋洗部位下方放置容器以接药水	5	0	0	0
		淋洗时间15分钟，观察询问患者感受	5	3	0	0
		观察患者皮肤变化，调节药液温度	5	4	0	0
		治疗结束，清洁患者皮肤	3	2	0	0
		观察局部皮肤有无红肿、烫伤	4	2	1	0
		操作过程中保持衣服、床单位清洁	5	4	3	2
		观察皮肤情况	5	4	3	2
		告知相关注意事项	3	2	0	0
		宣教内容正确	3	2	1	0
		协助患者整理衣物、舒适体位、整理床单位	3	2	1	0
		操作后查对	3	2	1	0
操作后	6	整理用物，洗手	3	2	1	0
		记录，签名	3	2	1	0
评价	5	技术熟练、动作轻巧、人文关怀	5	4	3	2
理论提问	10	回答正确、全面	10	8	6	4

十、注意事项

（1）淋洗时，药液量之大小，喷淋时间之长短，可依具体病症而定。

（2）若用于溃疡，则已用过之药水，不能重复使用，应另煎药液。

（3）淋洗时，应注意保暖，治疗完毕，要擦干局部皮肤。

（4）夏季药液搁置时间不能过长，以免变质，尽量用新鲜之药液淋洗。

（5）如果淋洗中使用的药物引起了皮肤过敏，应该立即停止淋洗。

（6）凡儿童、老人、感知较差的患者，避免烫伤、着凉等。

十一、案例分享

1. 湿疮（湿疹）

湿疮是一种由多种内外因素引起的过敏性炎症性皮肤病，以多形性皮损，对称分布，易于渗出，自觉瘙痒，反复发作和慢性化为临床特征。中医认为其发病因风、湿、热阻于肌肤所致。

（1）辨证施护：证属湿热侵淫之证者，施以清热祛湿止痒之法。

（2）中医护理适宜技术：中药淋洗技术。

（3）操作部位：患处。

（4）操作：按中药淋洗技术操作步骤进行淋洗。每日 2~3 次。

2. 伤筋（软组织损伤）

软组织损伤是骨科临床的常见病，是一种因外伤而致的肌肉、血管、韧带等软组织的损伤。轻者局部肿、痛，重者影响功能活动及生活质量。中医学认为本病主要由于扭挫伤后，血脉受损，气血瘀滞，久则恶血在内，结成包块。

（1）辨证施护：证属血脉受损，气血瘀滞之证者，施以活血化瘀，消肿止痛之法。

（2）中医护理适宜技术：中药淋洗技术。

（3）操作部位：患处。

（4）操作：按中药淋洗技术操作步骤进行淋洗（图 3-43）。每日可淋洗 2 次。

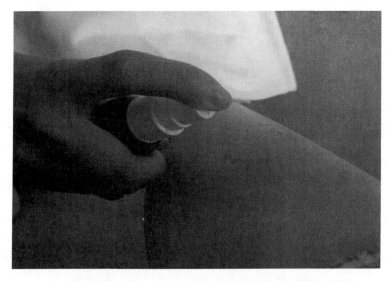

图 3-43　伤筋（软组织损伤）中药淋洗示意图

第十二节　中药足浴技术

一、定义

中药足浴技术是中医特色的外治方法之一，是根据中医辨证施治选择适用的中草药制成水煎剂来泡足，借助中药的药理作用和热水的理化作用，配合足底相应穴位的手法刺激，以达到活血化瘀、祛风除湿、疏通腠理、疏肝解郁的一种方法。

二、历史溯源

足浴技术历史悠久、源远流长。最早关于足浴治病的文献记载是《肘后备急方》，"他人劝我洗足眠，倒床不复闻钟鼓"，至今已有千余年历史。宋代文学家苏东坡有曰："热浴足法，其效初不甚觉，但积累百余日，功用不可量，比之服药，其效百倍。"现有最早中医经典著作《黄帝内经》记载："阴脉集于足下，而聚于足心，谓经脉之行；三经皆起于足。"即足部是三阴经的起点，三阳经的终点。双足穴位达66个，占全身穴位的1/10。足浴这些穴位，使毛孔开放，药液直接透皮入穴，进入组织、体液、经脉、体循环而输布全身，发挥药理效应。

三、适应范围

（1）晨僵、关节肿痛、风痹瘫痪、尪痹等。
（2）踝缝伤筋，筋脉失养；手足发凉；肢体麻木等。
（3）外感发热、风寒束表、暑湿袭表等。
（4）肝阳上亢、肝火亢盛、心烦易怒等。
（5）少寐多梦和预防保健。

四、禁忌证

（1）严重心肺功能障碍、哮喘等严重疾病。
（2）足部有软组织损伤、烧伤、烫伤、脓疱疮或皮肤病，皮肤破损或感染者。
（3）消化道出血及月经过多者，有出血倾向者。
（4）极度疲劳及严重醉酒者。

五、评估

（1）主要临床表现、既往史。

（2）对热、疼痛的耐受程度。

（3）局部皮肤有无破损、流液、红肿、渗出。

（4）是否空腹，是否在月经期、妊娠期。

（5）有无药物过敏史及皮肤过敏史，如皮肤划痕、胶布过敏等。

六、物品准备

（1）器具与材料：水温计、一次性足浴袋、毛毯、毛巾、足浴桶、中药泡洗液等（图 3-44、图 3-45）。

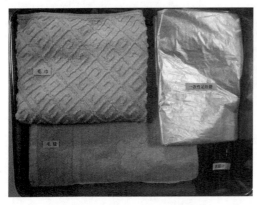
图 3-44 中药足浴技术所需备品

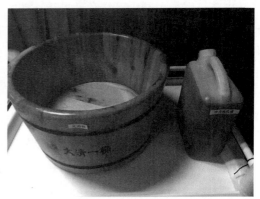
图 3-45 中药足浴技术所需备品

（2）药品：中草药煎煮成药液。

七、操作要点

（1）核对医嘱，评估患者，做好解释。

（2）备齐用物，环境准备。屏风遮挡，避风保暖，室内温度与湿度适宜。

（3）患者取坐位，充分暴露足部皮肤。

（4）放足浴桶。将一次性足浴袋置于足浴桶内，将足浴袋套于边缘处。

（5）准备药液。遵医嘱将中药泡洗液倒入足浴桶内，测药液温度，浴足液温度适宜（温度以 38~42℃ 为宜）。

（6）将患者裤腿卷至外踝上 45cm，协助患者双足放入足浴盆内。

（7）询问水温及患者感觉，加盖毛毯注意保暖，看表记录时间。

（8）治疗结束后，用温水冲去足部药液，用毛巾擦干双足。

（9）治疗时间及疗程：中药足浴时间为 20~30min，每日 1 次或 2 次。10~15 次为 1 个疗程。

八、操作流程

中药足浴技术操作流程见图 3-46。

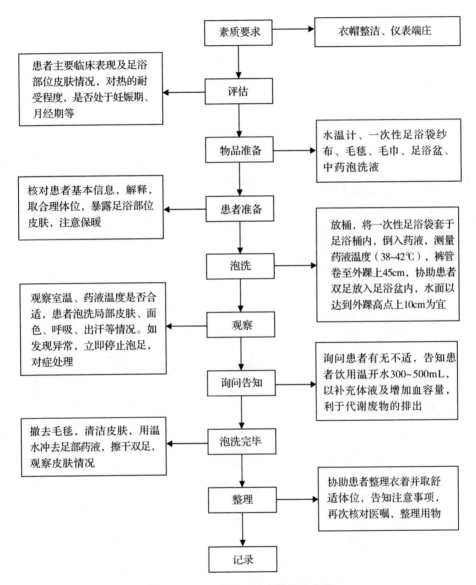

图 3-46 中药足浴技术操作流程图

素质要求 → 衣帽整洁、仪表端庄

患者主要临床表现及足浴部位皮肤情况，对热的耐受程度，是否处于妊娠期、月经期等 ← 评估

物品准备 → 水温计、一次性足浴袋纱布、毛毯、毛巾、足浴盆、中药泡洗液

核对患者基本信息，解释，取合理体位，暴露足浴部位皮肤，注意保暖 ← 患者准备

泡洗 → 放桶，将一次性足浴袋套于足浴桶内，倒入药液，测量药液温度（38~42℃），裤管卷至外踝上45cm，协助患者双足放入足浴盆内，水面以达到外踝高点上10cm为宜

观察室温、药液温度是否合适，患者泡洗局部皮肤、面色、呼吸、出汗等情况。如发现异常，立即停止泡足，对症处理 ← 观察

询问告知 → 询问患者有无不适，告知患者饮用温开水300~500mL，以补充体液及增加血容量，利于代谢废物的排出

撤去毛毯，清洁皮肤，用温水冲去足部药液，擦干双足，观察皮肤情况 ← 泡洗完毕

整理 → 协助患者整理衣着并取舒适体位，告知注意事项，再次核对医嘱，整理用物

记录

九、评分标准

中药足浴技术操作考核评分标准见表 3–12。

表 3–12 中药足浴技术操作考核评分标准

项目	总分	技术操作要求	评分等级			
			A	B	C	D
素质要求	2	仪表端庄，服装整洁	2	1	0	0
评估	10	患者主要临床表现、足浴处皮肤情况，对热的耐受程度，是否处于妊娠期等，及周围环境。	4	3	2	1
		解释操作目的及方法	3	2	1	0
		宣教内容正确	3	2	1	0
操作前准备	5	洗手，戴口罩	2	1	0	0
		备齐并检查用物	3	2	1	0
安全与舒适	8	环境清洁、光线明亮	2	1	0	0
		核对医嘱	3	2	1	0
		患者取合理、舒适、安全体位	3	2	1	0
操作过程	55	核对医嘱	4	3	2	1
		放足浴桶，将一次性足浴袋套于桶内	6	4	2	0
		倒入药液，测量药液温度，纱布擦拭后用水温计	5	4	3	2
		将患者裤管卷至外踝上 45cm	5	4	3	2
		协助患者双足放入足浴盆内	5	4	3	2
		观察局部皮肤及面色出汗情况，询问患者感觉，加盖毛毯保暖，记录时间	4	3	2	1
		告知注意事项	5	4	3	2
		速消手，摘口罩	4	3	2	1
		核对医嘱	2	1	0	0
		治疗结束看表，撤去毛毯，清洁皮肤，观察皮肤情况	5	4	3	2
		告知相关注意事项	5	4	3	2
		协助患者整理衣物、舒适体位、整理床单位	3	2	1	0
		再次核对医嘱	2	1	0	0
操作后	5	整理用物，洗手	3	2	1	0
		记录，签名	2	1	0	0
评价	5	技术熟练、动作轻巧、人文关怀	5	4	3	2
理论提问	10	回答正确、全面	10	8	6	4

十、注意事项

（1）所需物品需清洁消毒，足浴盆内使用一次性足浴袋，为避免交叉感染，保证一人一袋一用。

（2）足浴过程中，护士应加强巡视，注意观察患者。若出现胸闷、恶心、头晕等不适现象应立即停止足浴，平卧休息。

（3）高血压、心脏病患者应注意观察神志、面色，发现异常，报告医生及时处理。糖尿病患者足浴时间应控制在 10 分钟以内，足浴温度以 38℃为宜，以防烫伤足部。

（4）足浴时间一般 15~20 分钟，不宜过长。足浴过程中注意保持药液温度。足浴后，注意足部保暖，同时嘱患者饮用温开水 300~500mL，以补充体液增加血容量，以利代谢废物排出，严重心肺疾患的饮水不宜超过 150mL，小孩及老人酌减。

（5）足浴过程中若发现烫伤，立即停止治疗，用凉水冲洗烫伤处以降低皮肤温度，报告医生，对症处理，以防感染。

（6）足浴后，因足部血管受热扩张，使头部血液供应量减少，可能会出现头晕等症状，应静坐片刻后站起，以防头晕。

（7）泡足应以微微汗出为宜，不可大汗淋漓，以防"气随汗脱"。

十一、案例分享

1. 尫痹

本病是一种以慢性对称性周围性多关节炎为主要临床表现的异质性、系统性、自身免疫性疾病，其特征为受累关节疼痛、肿胀以及功能下降。寒冷、感染、关节周围软组织炎症等因素均可诱发或加重本病。

（1）辨证施护：证属寒湿痹阻之证者，施以调和气血、祛风除湿之法。

（2）中医护理适宜技术：中药足浴技术。

（3）药物：遵医嘱选取川芎、甘草各 3g，苦参 15g，当归 10g，苍术 10g，丹皮 3g，黄柏 6g。

（4）操作：将上述药煎汤制成水剂，按中药足浴技术操作步骤进行足浴。中药足浴时间一般为 20~30 分钟。一般可以每日 1~2 次。

2. 不寐

（1）本病是以经常不能获得正常睡眠为特征的一类病症。多为情志所伤、饮食不节、劳逸失调、久病体虚而发病。

（2）辨证施护：证属肝火扰心之证者，施以疏肝泻火、镇心安神之法。

（3）中医护理适宜技术：中药足浴技术。

（4）药物：遵医嘱选取龙胆草、黄芩、栀子、车前子、当归、生地、柴胡、甘草、龙生骨、灵磁石各 10g。

（5）操作：将上述药煎汤制成水剂，按中药足浴技术操作步骤进行足浴（图 3-47、图 3-48）。中药足浴时间为 20~30 分钟，每日 1~2 次。

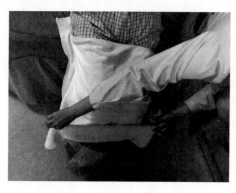

图 3-47　尪痹中药足浴示意图

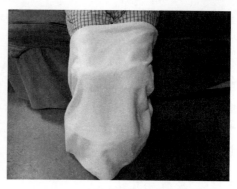

图 3-48　尪痹中药足浴示意图

第十三节　中药涂药技术

一、定义

中药涂药技术是将中药制成水剂、酊剂、油剂、膏剂等剂型，涂抹于患处或涂抹于纱布外敷于患处，达到祛风除湿、解毒消肿、止痒镇痛的一种方法。

二、历史溯源

中药涂药技术在古籍中早有记载，《山海经》中载有薰草等7种药物的使用，"佩之，可以已厉"，是药物外用防治疾病的最早记载。《黄帝内经》中载有汤、酒、丸、散、膏的制备和使用方法。秦汉时期，《五十二病方》记载了皮肤科、外科、妇科、男科疾病的外治疗法，并有水剂、膏剂、散剂等方剂的记载。明代医家陈实功用冰硼散涂抹咽喉，治疗咽喉红肿、口噤舌强等病症。

三、适应范围

（1）适用于疥癣、湿疮等各种皮肤病引起的瘙痒、红肿。

（2）用于痈、疽、疮、疖等化腐排脓、生肌敛疮。

（3）适用于跌打损伤所致瘀血肿痛。

四、禁忌证

（1）对药物过敏者。

（2）婴幼儿颜面部。

（3）妊娠期、哺乳期患者慎用。

五、评估

（1）主要临床表现、既往史。

（2）证候主症、病变部位及药物过敏史。

（3）体质及涂药部位的皮肤情况。

（4）心理状况、配合程度。

（5）女性患者评估是否在月经期、妊娠期。

六、物品准备

（1）器具与材料：无菌镊子、生理盐水棉球、无菌棉球、棉签、无菌纱布、胶布、治疗巾等，酌情备橡胶单、中单（图3-49）。

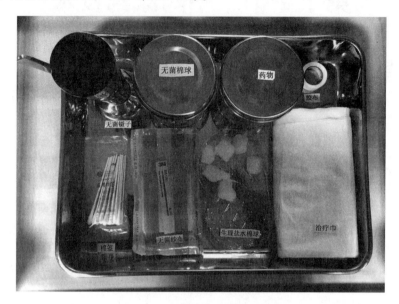

图3-49　中药涂药技术所需备品

（2）药品：中药。

七、操作要点

（1）核对解释，核对患者身份，介绍自己，向患者说明中药涂药治疗的目的、操作方法、注意事项，以取得患者配合。

（2）备齐用物，环境准备。关闭门窗、注意保暖，室内温度与湿度适宜。

（3）根据涂药部位，取合理体位，便于护士操作。暴露涂药部位，注意保暖及保护患者隐私。

（4）患处铺治疗巾（酌情铺橡胶单和中单），有敷料覆盖者，揭去原来的敷料，用生理盐水棉球擦拭患处皮肤，擦拭范围超出涂药边缘2~3cm。

（5）将配制的药物用棉签均匀地涂于患处，面积较大时，可用镊子夹棉球蘸药物涂布，蘸药干湿度适宜，涂药厚薄均匀。询问患者有无瘙痒、疼痛等不适，观察患者局部皮肤情况。

（6）必要时用纱布覆盖，胶布或绷带固定。

（7）整理用物。

（8）记录药物名称、涂药时间、部位、患者反应。

八、操作流程

中药涂药技术操作流程见图 3-50。

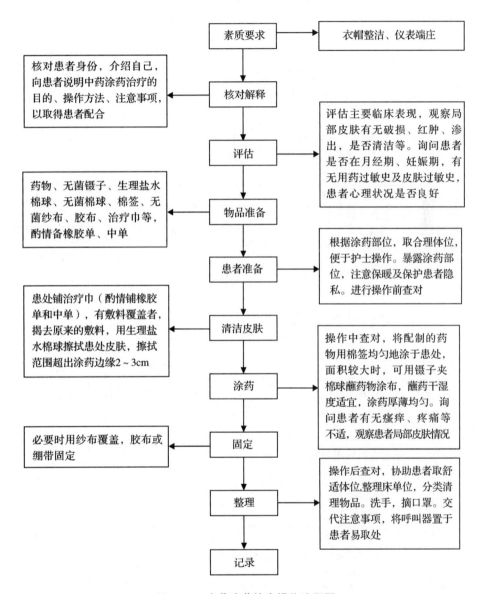

素质要求 → 衣帽整洁、仪表端庄

核对患者身份，介绍自己，向患者说明中药涂药治疗的目的、操作方法、注意事项，以取得患者配合 ← 核对解释

评估 → 评估主要临床表现，观察局部皮肤有无破损、红肿、渗出，是否清洁等。询问患者是否在月经期、妊娠期，有无用药过敏史及皮肤过敏史，患者心理状况是否良好

药物、无菌镊子、生理盐水棉球、无菌棉球、棉签、无菌纱布、胶布、治疗巾等，酌情备橡胶单、中单 ← 物品准备

患者准备 → 根据涂药部位，取合理体位，便于护士操作。暴露涂药部位，注意保暖及保护患者隐私。进行操作前查对

患处铺治疗巾（酌情铺橡胶单和中单），有敷料覆盖者，揭去原来的敷料，用生理盐水棉球擦拭患处皮肤，擦拭范围超出涂药边缘2~3cm ← 清洁皮肤

涂药 → 操作中查对，将配制的药物用棉签均匀地涂于患处，面积较大时，可用镊子夹棉球蘸药物涂布，蘸药干湿度适宜，涂药厚薄均匀。询问患者有无瘙痒、疼痛等不适，观察患者局部皮肤情况

必要时用纱布覆盖，胶布或绷带固定 ← 固定

整理 → 操作后查对，协助患者取舒适体位,整理床单位，分类清理物品。洗手，摘口罩。交代注意事项，将呼叫器置于患者易取处

记录

图 3-50 中药涂药技术操作流程图

九、评分标准

中药涂药技术操作评分标准见表 3-13。

表 3-13　中药涂药技术操作评分标准

项目	总分	技术操作要求	评分等级			
			A	B	C	D
素质要求	2	仪表端庄，服装整洁	2	1	0	0
评估	10	主要临床表现、既往史；证候主症、病变部位、既往史及药物过敏史；体质及涂药部位的皮肤情况；心理状况、配合程度	4	3	2	1
		核对患者身份，解释操作目的及方法	3	2	1	0
		宣教内容正确	3	2	1	0
操作前准备	5	洗手，戴口罩	2	1	0	0
		备齐并检查用物	3	2	1	0
安全与舒适	8	环境清洁，光线明亮	2	1	0	0
		操作前查对	3	2	1	0
		患者取合理、舒适、安全体位	3	2	1	0
操作过程	54	清洁皮肤	5	4	3	2
		擦拭范围超出涂药边缘 2~3cm	3	2	0	0
		操作中查对	3	2	1	0
		将药物用棉签均匀地涂于患处	5	4	3	0
		蘸药干湿度适宜	5	4	3	2
		涂抹厚薄均匀	5	4	3	2
		询问患者感觉	5	4	3	2
		观察皮肤情况	5	4	3	2
		必要时使用纱布覆盖、固定	2	1	0	0
		纱布清洁干燥、固定松紧适宜	2	1	0	0
		操作后查对	4	3	2	1
		告知相关注意事项	4	3	2	1
		宣教内容正确	3	2	1	0
		协助患者整理衣物、舒适体位、整理床单位	3	2	1	0
操作后	6	整理用物，洗手	3	2	1	0
		记录，签名	3	2	1	0
评价	5	技术熟练、动作轻巧、人文关怀	5	4	3	2
理论提问	10	回答正确、全面	10	8	6	4

十、注意事项

（1）涂药前需清洁局部皮肤，并告知患者局部涂药后可能出现色素沉着，停止用药后可自行消退。

（2）涂药次数依病情、药物而定。水剂、酊剂用后须将瓶盖盖紧，防止挥发。

（3）混悬液先摇匀后再涂药，霜剂则应用手掌或手指反复擦抹，使之渗入肌肤。

（4）涂药不宜过厚、过多，以防毛孔闭塞。面部涂药时，切勿入口、眼。

（5）刺激性较强、含有激素和容易着色的药物不可涂于面部，婴幼儿禁用。

（6）涂药后观察局部皮肤，如有丘疹、瘙痒、红斑、水疱及局部肿胀等过敏现象时，应停止用药，并将药物拭净或清洗，遵医嘱对症处理。

十一、案例分享

1. 湿疮（湿疹）

湿疮是一种由多种内外因素引起的过敏性炎症性皮肤病，以多形性皮损，对称分布，易于渗出，自觉瘙痒，反复发作和慢性化为临床特征。中医认为其发病因风、湿、热阻于肌肤所致。

（1）辨证施护：证属湿热侵淫之证者，施以清热祛湿止痒之法。

（2）中医护理适宜技术：中药涂药技术。

（3）操作部位：患处。

（4）操作：按中药涂药技术操作步骤进行涂抹（图3-51）。每日2~3次。

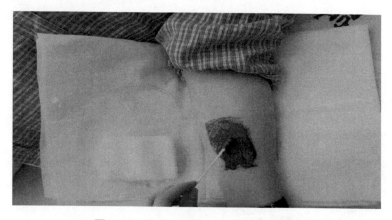

图3-51　湿疮（湿疹）中药涂药示意图

2. 臁疮

臁疮病多发生于小腿下1/3胫骨脊两旁肌肤之间的慢性溃疡。证见局部痒痛红肿，破流脓水，甚则腐烂，皮肉灰暗，久不收口。中医认为其发病因湿热下注、瘀血凝滞所致。

（1）辨证施护：证属湿热下注之证者，施以清热利湿、清营解毒之法。

（2）中医护理适宜技术：中药涂药技术。

（3）操作部位：患处。

（4）操作：按中药涂药技术操作步骤进行涂抹（图3-52）。每日1~2次。

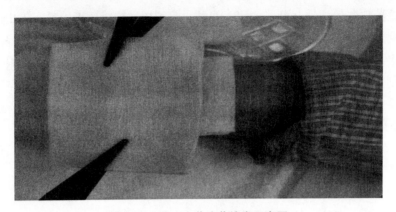

图 3-52　臁疮中药涂药技术示意图

第四章　拔罐类技术

第一节 拔火罐技术

一、定义

拔火罐技术是利用燃烧热力排除罐内空气，形成负压，使火罐吸附于体表特定部位（患处、穴位）上，产生广泛刺激，使局部皮肤充血或瘀血，以达到温通经络、行气活血、祛湿逐寒、散瘀消肿止痛为目的的方法。临床常用于治疗外感风寒、风湿痹痛、瘀血肿痛等病症。

二、历史溯源

火罐疗法，是中医宝贵遗产之一。古代典籍中亦称之为"角法"。我国远古时代医家是应用动物的角作为吸拔工具的。1973 年湖南长沙马王堆汉墓出土的帛书《五十二病方》中，就已经有关于角法治病的记述："方以小角角之，如孰（熟）二斗米顷，而张角。"其中"以小角角之"，即指用小兽角吸拔。据专家考证，《五十二病方》大概成书于春秋战国时期，这就表明我国医家至少在公元前 6 世纪至公元前 2 世纪，已经采用拔罐法来防治疾病。公元 755 年唐代王焘所著的《外台秘要》中有竹筒治疗疾病的记载，其次是宋代的苏轼与沈括所著《苏沈良方》有久嗽火筒法，明代刘渊然著《济急仙方》有竹筒吸毒法，陈实功编著《外科正宗》有煮拔筒方。2000 多年来，拔罐技术不断改进和创新，罐的形状从直筒状演变成了肚大口小的形状以及吊钟样，使用的材料包括竹罐、陶罐、玻璃罐、塑料罐、有机玻璃罐。拔罐的方法也从火罐逐渐扩展为煮罐、蒸气罐、抽气罐等。

三、适应范围

（1）头痛、眩晕、腰背痛等。
（2）风寒湿痹、关节肿痛等。
（3）发热、咳嗽、气喘等。

四、禁忌证

（1）极度衰弱、醉酒、过饥、过饱、过渴，或有疝气史及外伤骨折的局部。
（2）皮肤病、全身枯瘦、肌肉失去弹性。
（3）局部血管过多、骨凸起、毛发浓密部，心脏部位、眼、耳、鼻、口与乳头等部位。

（4）高热、昏迷、抽搐、水肿、腹水、肿瘤及妇女妊娠期间等。

五、评估

（1）主要临床表现、既往史。

（2）患者对热、疼痛的耐受程度及心理状况、配合程度。

（3）局部皮肤有无破损、流液、红肿、渗出等。

（4）有无高血压、糖尿病、药物过敏史、皮肤过敏史、疝气与局部外伤骨折史，女性患者是否在月经期或妊娠期。

（5）进食情况，有无饮酒，有无发热等症状。

六、物品准备

器具与材料：火罐数个、止血钳、纱布、打火机、无菌镊子缸、无菌镊子、盛灰缸、95%酒精棉球等（图4-1）。

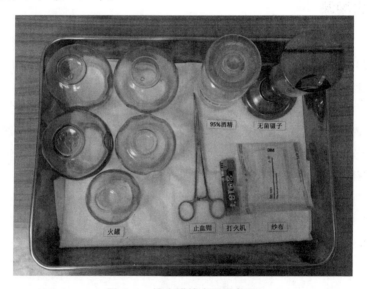

图4-1　拔火罐技术所需备品

七、操作方法

1. 拔火罐操作方法

（1）核对医嘱，评估患者，做好解释。

（2）备齐用物，环境准备。关闭门窗、屏风遮挡、注意保暖，室内温度与湿度适宜。

（3）选取能够充分暴露取穴部位的体位，如仰卧位、俯卧位、侧卧位或坐位。

（4）按医嘱选取部位或穴位。

（5）拔罐。检查罐口有无缺损裂缝。持无菌镊子夹取酒精棉球，放于手心，松解棉球，用止血钳夹住棉球1/3处并点燃，在火罐内转动1~2周后立即抽出，使罐内形成负压，迅速将罐口吸附于所选部位或穴位上。确定火罐吸牢后，将点燃的棉球置于盛灰缸中熄灭。询问患者感受，记录时间。

（6）留罐。留罐时间为 10~15 分钟，随时观察罐口与皮肤吸附情况及皮肤颜色。

（7）起罐。一手持火罐，另一手拇指按压罐口皮肤，使空气进入罐内，即可顺利起罐。

（8）安抚、清洁局部拔罐部位皮肤并评估有无红肿、水疱等情况。

（9）治疗时间及疗程：遵医嘱每周治疗 2 次，10 次为 1 个疗程。治疗满 1 个疗程后评定疗效。

2. 闪罐操作方法

（1）核对医嘱，评估患者，做好解释。

（2）备齐用物，环境准备。关闭门窗、屏风遮挡、注意保暖，室内温度与湿度适宜。

（3）选取能够充分暴露取穴部位的体位，如仰卧位、俯卧位、侧卧位或坐位。

（4）按医嘱选取部位或穴位。

（5）拔罐。检查罐口有无缺损裂缝。持无菌镊子夹取酒精棉球，放于手心，松解棉球，用止血钳夹住棉球 1/3 处并点燃，在火罐内转动 1~2 周后立即抽出，使罐内形成负压后迅速将罐口吸附于所选部位或穴位上，确定火罐吸牢。

（6）起罐。拔罐后随即起罐，动作迅速，但不可强拉皮肤。

（7）重复上述拔罐和起罐操作步骤。操作时用力均匀，随时观察罐口与皮肤吸附情况及皮肤颜色。

（8）安抚、清洁局部拔罐部位皮肤并评估有无红肿、水疱等情况。

（9）治疗时间及疗程：遵医嘱每周治疗 2 次，10 次为 1 个疗程。治疗满 1 个疗程后评定疗效。

3. 走罐操作方法

（1）核对医嘱，评估患者，做好解释。

（2）备齐用物，环境准备。关闭门窗、屏风遮挡、注意保暖，室内温度与湿度适宜。

（3）选取能够充分暴露取穴部位的体位，如仰卧位、俯卧位、侧卧位或坐位。

（4）按医嘱选取部位或穴位。

（5）拔罐。在操作部位或穴位涂抹润滑剂。检查罐口有无缺损裂缝。持无菌镊子夹取酒精棉球，放于手心，松解棉球，用止血钳夹住棉球 1/3 处并点燃，在火罐内转动 1~2 周后立即抽出，使罐内形成负压后迅速将罐口吸附于所选部位或穴位上，确定火罐吸牢后，将点燃的棉球置于盛灰缸中熄灭，询问患者感受。

（6）走罐。右手握住罐底，稍倾斜，罐口后半边着力，另半边略提起，循着上、下、左、右方向推移，或以顺、逆时针走向推动，至游走罐部位皮肤红润、充血或瘀血。走罐时注意观察患者面部表情并询问患者感受。走罐时间 15~20 分钟。

（7）起罐。一手持火罐，另一手拇指按压罐口皮肤，使空气进入罐内，即可顺利起罐。

（8）安抚游走罐部位皮肤，用纱布清洁并评估局部皮肤。

（9）治疗时间及疗程：遵医嘱每周治疗 2 次，10 次为 1 个疗程。治疗满 1 个疗程后评定疗效。

八、操作流程

（1）拔火罐技术操作流程见图 4-2。

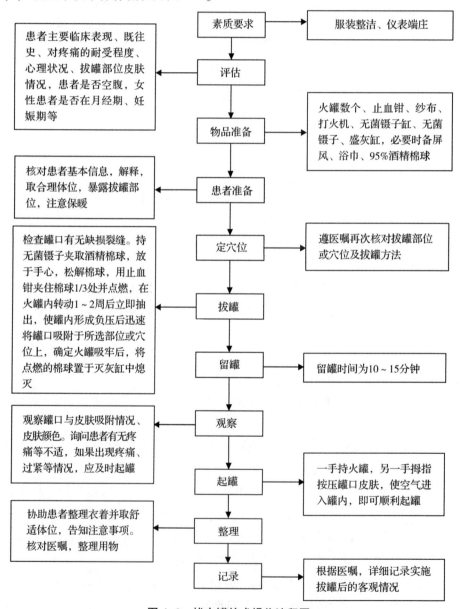

图 4-2 拔火罐技术操作流程图

（2）闪罐技术操作流程见图4-3。

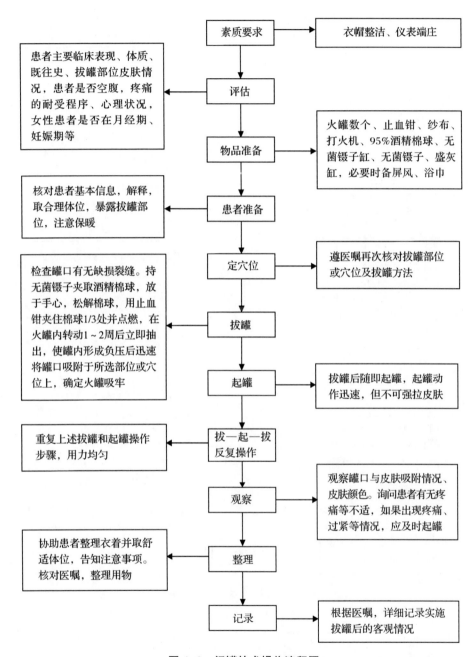

图4-3　闪罐技术操作流程图

（3）走罐技术操作流程见图4-4。

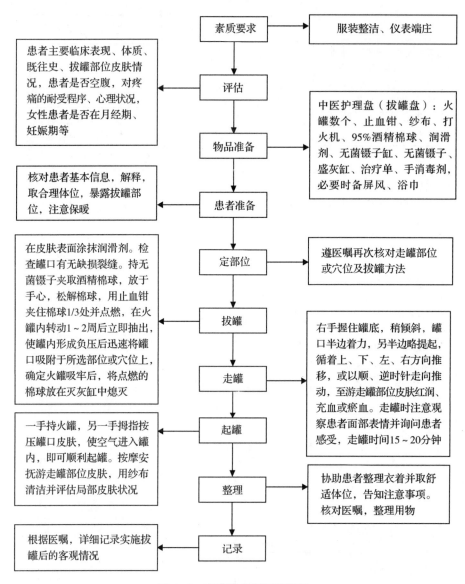

图4-4 走罐技术操作流程图

九、评分标准

（1）拔火罐技术操作考核评分标准见表4-1。

表4-1　拔火罐技术操作考核评分标准

项目	总分	技术操作要求	评分等级			
			A	B	C	D
素质要求	2	仪表端庄，服装整洁	2	1	0	0
评估	10	主要临床表现、既往史，对疼痛的耐受程度、心理状况，拔罐部位皮肤情况，患者是否空腹，女性患者是否在月经期、妊娠期等	4	3	2	1
		解释操作目的及方法	3	2	1	0
		宣教内容正确	3	2	1	0
操作前准备	5	洗手，戴口罩	2	1	0	0
		检查火罐质量	2	1	0	0
		备齐并检查用物	1	0	0	0
安全与舒适	8	环境清洁、光线明亮	2	1	0	0
		核对医嘱	3	2	1	0
		患者体位舒适、安全	3	2	1	0
操作过程	55	核对医嘱、拔罐穴位及拔罐方法	4	3	2	1
		定穴位，询问患者感觉	5	4	3	2
		拔罐，手法正确，拔罐牢固	8	6	4	2
		留罐，为患者保暖，记录时间	5	4	3	2
		观察罐口与皮肤吸附情况及皮肤颜色	5	4	3	2
		起罐，手法正确	8	6	4	2
		安抚并清洁局部皮肤	5	4	3	2
		评估拔罐处皮肤	5	4	3	2
		告知相关注意事项	5	4	3	2
		协助患者整理衣物并取舒适体位，整理床单位	3	2	1	0
		再次核对医嘱	2	1	0	0
操作后	5	整理用物，洗手	3	2	1	0
		记录，签名	2	1	0	0
评价	5	技术熟练、动作轻巧、人文关怀	5	4	3	2
理论提问	10	回答正确、全面	10	8	6	4

（2）闪罐技术操作考核评分标准见表4-2。

表4-2 闪罐技术操作考核评分标准

项目	总分	技术操作要求	评分等级			
			A	B	C	D
素质要求	2	仪表端庄，服装整洁	2	1	0	0
评估	10	主要临床表现、既往史，对疼痛的耐受程度、心理状况，拔罐部位皮肤情况，患者是否空腹，女性患者是否在月经期、妊娠期等	4	3	2	1
		解释操作目的及方法	3	2	1	0
		宣教内容正确	3	2	1	0
操作前准备	5	洗手，戴口罩	2	1	0	0
		检查火罐质量	2	1	0	0
		备齐并检查用物	1	0	0	0
安全与舒适	8	环境清洁、光线明亮	2	1	0	0
		核对医嘱	3	2	1	0
		患者体位舒适、安全	3	2	1	0
操作过程	55	核对医嘱、拔罐穴位及拔罐方法	4	3	2	1
		定部位，询问患者感觉	8	6	4	2
		拔罐，手法正确，拔罐牢固	8	6	4	2
		迅速起罐，手法正确	8	6	4	2
		拔—起—拔的操作，反复进行，手法正确，力度适宜	8	6	4	2
		安抚并清洁局部皮肤	5	4	3	2
		评估拔罐处皮肤	5	4	3	2
		告知相关注意事项	4	3	2	1
		协助患者整理衣物并取舒适体位，整理床单位	3	2	1	0
		再次核对医嘱	2	1	0	0
操作后	5	整理用物，洗手	3	2	1	0
		记录，签名	2	1	0	0
评价	5	技术熟练、动作轻巧、人文关怀	5	4	3	2
理论提问	10	回答正确、全面	10	8	6	4

（3）走罐操作技术考核评分标准见表 4-3。

表 4-3　走罐技术操作考核评分标准

项目	总分	技术操作要求	评分等级			
			A	B	C	D
素质要求	2	仪表端庄，服装整洁	2	1	0	0
评估	10	主要临床表现、既往史，对疼痛的耐受程度、心理状况，拔罐部位皮肤情况，患者是否空腹，女性患者是否在月经期、妊娠期等	4	3	2	1
		解释操作目的及方法	3	2	1	0
		宣教内容正确	3	2	1	0
操作前准备	5	洗手，戴口罩	2	1	0	0
		检查火罐质量	2	1	0	0
		备齐并检查用物	1	0	0	0
安全与舒适	8	环境清洁、光线明亮	2	1	0	0
		核对医嘱	3	2	1	0
		患者体位舒适、安全	3	2	1	0
操作过程	55	核对医嘱、拔罐穴位及拔罐方法	4	3	2	1
		定部位，并询问患者感觉	5	4	3	2
		涂抹润滑剂	5	4	3	2
		拔罐，手法正确，拔罐牢固	8	6	4	2
		走罐，手法正确	8	6	4	2
		起罐，手法正确	5	4	3	2
		安抚并清洁局部皮肤	5	4	3	2
		评估拔罐处皮肤	5	4	3	2
		告知相关注意事项	5	4	3	2
		协助患者整理衣着并取舒适体位，整理床单位	3	2	1	0
		再次核对医嘱	2	1	0	0
操作后	5	整理用物，洗手	3	2	1	0
		记录，签名	2	1	0	0
评价	5	技术熟练、动作轻巧、人文关怀	5	4	3	2
理论提问	10	回答正确、全面	10	8	6	4

十、注意事项

（1）拔罐前检查罐体、罐口有无裂痕、破损。根据拔罐部位，选择大小适宜的火罐。走罐技术宜选用口径较大的罐，罐口要求圆、厚、平滑，最好使用玻璃罐。使用过的火罐，均应消毒后备用。

（2）高热、抽搐痉挛者、孕妇的腹部及腰骶部位、女性月经期、有出血倾向、局部皮肤溃疡、水肿及大血管走行处禁止拔罐。患者过饥、过饱、过度疲劳时慎用拔罐法。拔罐后当日不宜洗澡。

（3）酒精棉球不宜过湿，防止燃烧时酒精滴落烫伤患者。

（4）拔罐时应选取合理体位，选择肌肉较厚的部位。局部皮肤如有皱纹、松弛、瘢痕、骨骼凸凹不平或毛发较多处不宜拔罐。

（5）拔罐顺序应从上到下，罐的型号选用应上小下大。使用多罐时，火罐排列的距离不宜太近，否则皮肤被火罐牵拉会产生疼痛，同时由于罐具之间互相排挤，不易拔牢。

（6）拔罐时动作要轻、稳、准、快，起罐时避免强拉。注意拔罐的力度要适中，不可过紧，以患者能耐受为度。走罐时，要做到动作缓慢，用力均匀，要求罐口有一定的倾斜度，不能在骨突处推拉，以免损伤皮肤或火罐漏气脱落。

（7）走罐前，在罐口或局部皮肤上涂抹润滑油便于推动，减少疼痛，避免皮肤损伤。

（8）拔罐时，注意避免烫伤患者。若烫伤或拔罐后局部出现小水疱，可不必处理，待自行吸收。如水疱较大，消毒局部皮肤后，用无菌注射器抽出液体，再以无菌纱布覆盖保护，切不可将疱皮脱下，待其好转后自行脱落，以防感染。

（9）通常拔罐局部出现红晕或瘀血为正常现象，会自行消退。如局部瘀血严重者，再次拔罐时不宜在原位操作。

十一、案例分享

1. 胃痛

胃痛，又称胃脘痛，是以上腹部近心窝处疼痛为主要表现的病症。如感受寒邪、饮食不节等皆可引起胃气郁滞，胃失和降而发生胃痛。

（1）辨证施护：证属寒邪犯胃、脾胃虚寒之证者，施以温胃散寒、行气止痛之法。

（2）中医护理适宜技术：拔火罐技术。

（3）拔罐穴位：中脘、天枢、关元、气海、脾俞、胃俞等。

（4）操作：按拔火罐技术操作步骤进行拔火罐（图4-5）。每周2次，10次为1个疗程。

2. 感冒

感冒是因感受触冒风邪所致，以鼻塞、流涕、喷嚏、头痛、恶寒、发热、全身不适等为临床表现的常见外感病症。

（1）辨证施护：证属风寒袭表之证者，施以祛风散寒之法。

（2）中医护理适宜技术：拔火罐技术。

（3）拔罐穴位：风池、大椎、外关等。

（4）操作：按拔火罐技术操作步骤进行拔火罐（图4-6）。视病情恢复情况决定使用频次，一般隔日1次。

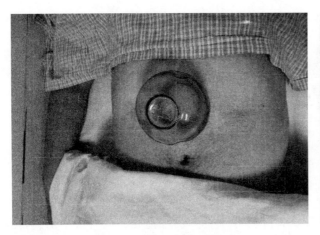

图 4-5　胃疼拔火罐示意图

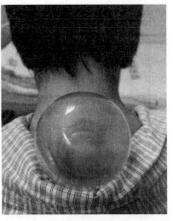

图 4-6　感冒拔火罐示意图

第二节　平衡火罐技术

一、定义

平衡火罐技术是拔罐疗法的一种，是平衡针灸学的重要组成部分。是以中医的基本理论阴阳学说为基础，以现代医学的神经传导学说为治疗途径，以自身平衡、自我修复、自我调节、自我完善为治疗核心，以不同的火罐手法为治疗手段的一种方法。

二、历史溯源

在《五十二病方》中，角法治疮疾是对火罐技术最早的记录了。由《肘后备急方》的角罐发展到竹罐—陶罐—铜罐—玉石罐—玻璃罐—电温罐—磁罐—负压罐—药罐等，是由古代的单一到现在的多种形式的罐疗技术的演变。早在公元 755 年唐代王焘所著的《外台秘要》中就有竹筒治疗疾病的记载，其次是宋代的苏轼与沈括所著《苏沈良方》有久嗽火筒法，明代刘渊然著《济急仙方》有竹筒吸毒法，陈实功编著《外科正宗》有煮拔筒方，清代的《医宗金鉴》则有火罐气治疗篇记。在火罐疗法的基础上，用平衡理论为指导，在 1984 年起用于临床，手法由最初的三种方式发展到现代的近十种，治疗的病种也日渐增多。如今平衡火罐技术已成为脱离了针法、灸法的一种独立疗法。

三、适应范围

（1）感发热。
（2）项痹、腰椎间盘突出症、腰背痛。
（3）胃脘痛病。
（4）慢性疲劳综合征（亚健康）。
（5）失眠、湿热体质的健康人、肥胖症患者。

四、禁忌证

（1）孕妇或年纪 75 岁以上。
（2）中、重度心脏病。
（3）有出血倾向、血液病。
（4）肿瘤、结核病。
（5）极度衰弱、过饱、过度饥渴、醉酒、过度疲劳、严重情绪失控者。
（6）皮肤失去弹性及皮肤过敏。

五、评估

（1）主要临床表现、既往史。

（2）对疼痛的耐受程度、心理状况、配合程度。

（3）局部皮肤有无破损、流液、红肿、渗出。

（4）有无高血压史、糖尿病史、药物过敏史、皮肤过敏史、疝气史与外伤骨折史等，女性患者在月经期、妊娠期。

（5）进食情况，有无饮酒，有无发热症状。

六、物品准备

器具与材料：火罐数个、止血钳、纱布、打火机、无菌镊子缸、无菌镊子、盛灰缸、95%酒精棉球等（图4-7）。

七、操作方法

（1）核对医嘱，评估患者，做好解释。

（2）备齐用物，环境准备。关闭门窗、屏风遮挡、注意保暖、室内温度与湿度适宜。

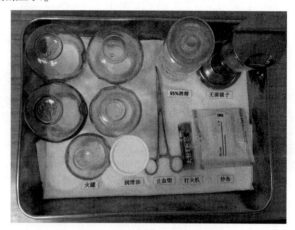

图4-7　平衡火罐技术所需备品

（3）选取能够充分暴露取穴部位的体位，如仰卧位、俯卧位、侧卧位或坐位。

（4）按医嘱选取部位或穴位。

（5）闪罐。检查罐口有无缺损裂缝。持无菌镊子夹取酒精棉球，放于手心，松解棉球，用止血钳夹住棉球1/3处并点燃，在火罐内转动1~2周后立即抽出，使罐内形成负压后迅速将罐口吸附于所选部位或穴位上，火罐拔牢后立即取下，反复操作至皮肤红润为止。可在局部反复操作，也可沿膀胱经顺时针两罐交替进行。

（6）走罐。在施罐部位涂抹润滑剂，然后按拔罐操作手法将火罐再次拔于皮肤上，一手握住罐底，稍倾斜，罐口半边着力，另半边略提起，循着上、下、左、右方向推移，或以顺、逆时针走向推动，至游走罐部位皮肤红润、充血或瘀血。走罐时注意观察患者面部表情并询问患者感受。每组穴位走罐3~5个循环。

（7）抖罐。垂直神经或经络方向快速抖动，从上到下，从左到右。

（8）留罐。在闪罐、走罐后罐斑明显处留罐，留罐时间为5分钟，随时观察罐口与皮肤吸附情况及皮肤颜色。

（9）起罐。一手持火罐，另一手拇指按压罐口皮肤，使空气进入罐内，即可顺利起罐。

（10）安抚留罐部位皮肤，用纱布清洁并评估局部皮肤等情况。

（11）治疗时间及疗程：遵医嘱每周治疗 2 次，10 次为 1 个疗程。治疗满 1 个疗程后评定疗效。

八、操作流程

平衡火罐技术操作流程见图 4-8。

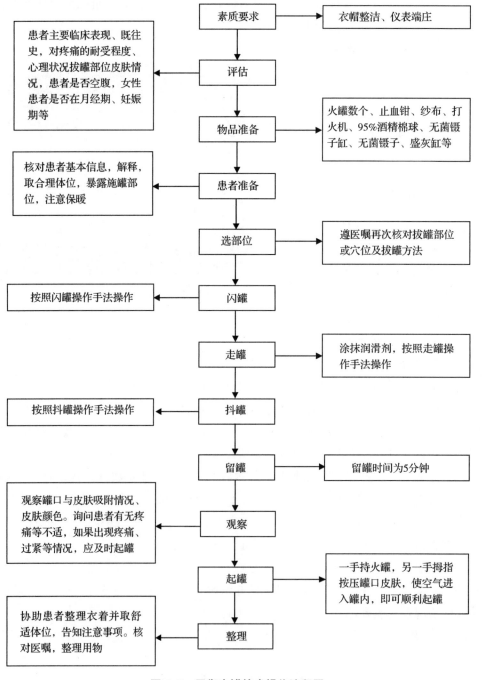

图 4-8　平衡火罐技术操作流程图

九、评分标准

平衡火罐技术操作考核评分标准见表4-4。

表4-4　平衡火罐技术操作考核评分标准

项目	总分	技术操作要求	评分等级			
			A	B	C	D
素质要求	2	仪表端庄，服装整洁	2	1	0	0
评估	10	主要临床表现、既往史，对疼痛的耐受程度、心理状况、配合程度，拔罐部位皮肤情况，女性患者是否在月经期、妊娠期，有无药物过敏史、皮肤过敏史等	4	3	2	1
		解释操作目的及方法	3	2	1	0
		宣教内容正确	3	2	1	0
操作前准备	5	洗手，戴口罩	2	1	0	0
		检查火罐质量	2	1	0	0
		备齐并检查用物	1	0	0	0
安全与舒适	8	环境清洁、光线明亮	2	1	0	0
		核对医嘱	3	2	1	0
		患者体位舒适、安全	3	2	1	0
操作过程	55	核对医嘱、拔罐穴位及拔罐方法	3	3	1	0
		定部位、穴位，询问患者感觉	4	3	2	1
		闪罐，手法正确，力度适中	5	4	3	2
		涂抹润滑剂	3	2	1	0
		走罐，手法正确，力度适中	5	4	3	2
		抖罐，手法正确	5	4	3	2
		拔罐，手法正确，拔罐牢固	5	4	3	2
		留罐，为患者保暖，记录时间	5	4	3	2
		观察罐口与皮肤吸附情况及皮肤颜色	3	2	1	0
		起罐，手法正确	4	3	2	1
		安抚并评估拔罐处皮肤	3	2	1	0
		清洁局部皮肤	2	1	0	0
		告知相关注意事项	3	2	1	0
		协助患者整理衣着并取舒适体位，整理床单位	3	2	1	0
		再次核对医嘱	2	1	0	0
操作后	5	整理用物，洗手	3	2	1	0
		记录，签名	2	1	0	0
评价	5	技术熟练、动作轻巧、人文关怀	5	4	3	2
理论提问	10	回答正确、全面	10	8	6	4

十、注意事项

（1）体位适宜，拔罐部位皮肤需保持紧张，如有褶皱、松弛、凸凹不平及体位变动等，易造成火罐脱落，故在选择拔罐部位时需做好准备。

（2）充分暴露治疗部位区域，便于操作。挤掉棉球上多余的酒精，保持持物钳角度向上，点燃后远离酒精缸，避免烫伤患者或引起更严重的伤害。

（3）根据治疗部位，选用大小适宜的火罐。

（4）使用多罐时，火罐排列不宜过密，以免互相牵拉，引起疼痛。同时相互排挤会影响罐体吸附的稳定性。

（5）走罐时，不能在骨突起处推拉，以免损伤皮肤，或使火罐漏气脱落。

（6）拔罐留置时间不宜过长，时间过长易起水疱，但病情需要者除外。

（7）操作过程中随时注意观察患者情况，如遇晕罐等情况，立即给予对症处理。

（8）如遇患者皮肤干燥，应多注意罐口的润滑，防止皮肤破损。

十一、案例分享

1. 慢性疲劳综合征

慢性疲劳综合征是一组以持续或反复发作的疲劳状态，并伴有多种神经、精神症状，但无器质性及精神疾病为特点的证候群。常表现为心情抑郁、体态肥胖、四肢乏力、肌肉疼痛、食欲减退等症状。

（1）辨证施护：证属瘀血阻络之证者，施以活血化瘀、调畅气血之法。

（2）中医护理适宜技术：平衡火罐技术。

（3）闪罐、走罐、抖罐、留罐部位：背部膀胱经。

（4）操作：按平衡火罐技术操作步骤进行拔火罐（图4-9）。每周2次，10次为1个疗程。

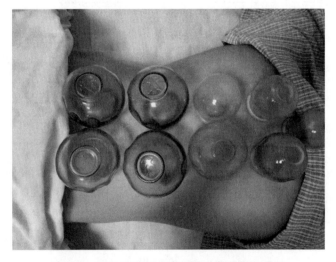

图4-9　慢性疲劳综合征平衡火罐拔罐示意图

2. 痹证

痹证是指人体机表、经络因感受风寒湿热等而引起的以肢体关节及肌肉酸痛、麻木、重着、屈伸不利，甚或关节肿大、关节灼热等为主症的一类病症。

（1）辨证施护：证属风寒湿痹之证者，施以温通经络，祛寒除湿之法。

（2）中医护理适宜技术：平衡火罐技术。

（3）闪罐、抖罐、留罐穴位：足三里、委中、背部膀胱经等。

走罐部位：大腿后侧、背部膀胱经等。

（4）操作：按平衡火罐技术操作步骤进行拔火罐（图4-10）。每周2次，10次为1个疗程。

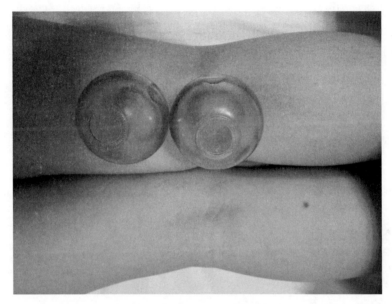

图 4-10　痹证平衡火罐拔罐示意图

第三节　药罐（中药竹罐）技术

一、定义

　　药罐技术是以中药浸煮的木罐或竹罐吸拔于相应的穴位上到达治疗疾病的一种方法。药罐疗法依据中医理论，施治于经脉、腧穴、肌腱，可达到行气通络、活血化瘀、柔筋缓急的临床作用。药罐疗法具有拔罐和药物治疗的双重效果，既有拔罐疗法的物理治疗效果又有药物渗透治疗的生化效果，取拔罐和药物治疗之长，对治疗类风湿性关节炎、颈椎病、腰椎疾病、胃肠疾患、疲劳症、肥胖症、关节疾患、腰脊劳损、软组织损伤、顽固性疼痛等均有疗效好、见效快的独到效果。

二、历史溯源

　　竹罐疗法是祖国传统康复医疗手段之拔罐疗法中的一种。在隋唐的医籍《外台秘药》卷四十中就有关于竹罐吸拔的详细描述，此法沿用至今上千年，属中医外治法之一。

三、适应范围

　　（1）尪痹。
　　（2）头痛。
　　（3）颈椎病、颈肩综合征、肩周炎、腰肌劳损、腰椎间盘突出、坐骨神经痛。

四、禁忌证

　　（1）精神过于紧张、醉酒、过饥、过饱、过劳、抽搐不合作者。
　　（2）重度心脏病、呼吸衰竭、皮肤局部溃烂或高度过敏、活动性肺结核、全身消瘦以致皮肤失去弹性、全身高度水肿者及恶性肿瘤患者。
　　（3）有出血性疾病者。
　　（4）月经期间、妊娠妇女腹部、腰骶部。
　　（5）五官部位、前后二阴、面部及儿童禁用重手法。
　　（6）局部有疝疾病（如脐疝、腹壁疝、腹股沟疝等）、静脉曲张、癌肿等。

五、评估

　　（1）主要临床表现、既往史，有无药物过敏史及皮肤过敏史。

（2）对热的耐受程度、配合程度、心理状况。

（3）治疗部位皮肤情况。

（4）年龄、营养状况。

（5）女性是否月经期、妊娠期。

六、物品准备

器具与材料：竹罐、持物钳、隔热手套、毛巾、浴巾、煮罐器具（必要时备屏风）（图4-11、图4-12）。

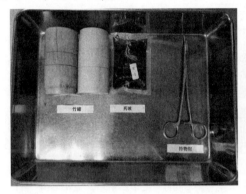
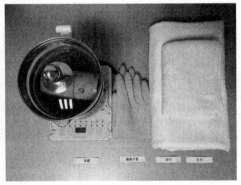

图4-11　药罐（中药竹罐）技术所需备品　　**图4-12　药罐（中药竹罐）技术所需备品**

七、操作方法

（1）核对解释，评估患者，做好解释。

（2）备齐用物，环境准备，关闭门窗，室内温湿度适宜。

（3）选取充分暴露操作部位的体位，如俯卧位、侧卧位等。

（4）六步洗手法洗手，戴口罩。

（5）煮罐。电磁炉接通电源，待药液沸腾后，将竹罐放入煮药锅中，煮沸2～3分钟。

（6）定穴位。暴露操作部位，比手指同身寸，按医嘱正确取穴，一手拇指按压穴位，并询问患者感觉（患者产生酸、麻、胀、痛等感觉或向远处传导，即为得气）。

（7）拔罐。用持物钳将竹罐倒置夹起，迅速甩净竹罐内药液，用毛巾快速揾按住罐口，以吸收多余的药液并保持住罐内的空气温度，利用负压将竹罐吸附在所拔穴位上，确认竹罐已吸拔住皮肤后离手，盖好浴巾，注意保暖，协助患者取舒适体位，询问患者局部有无不适感，记录时间。

（8）整理。协助患者取舒适体位，整理床单位，分类清理用物。

（9）起罐。留罐10分钟，起罐。一手拿持罐体，另一手拇指从罐口旁边轻轻按压皮肤，使空气进入罐内，吸力消失，即可顺利起罐。清洁并评估皮肤，发现异常及时处理。

（10）操作完毕，协助患者取舒适体位，整理床单位。

（11）治疗时间及疗程：根据病情每日治疗 1 次，根据病情不同 14 日为 1 个疗程。治疗满 1 个疗程后评定疗效。

八、操作流程

药罐（中药竹罐）技术操作流程见图 4-13。

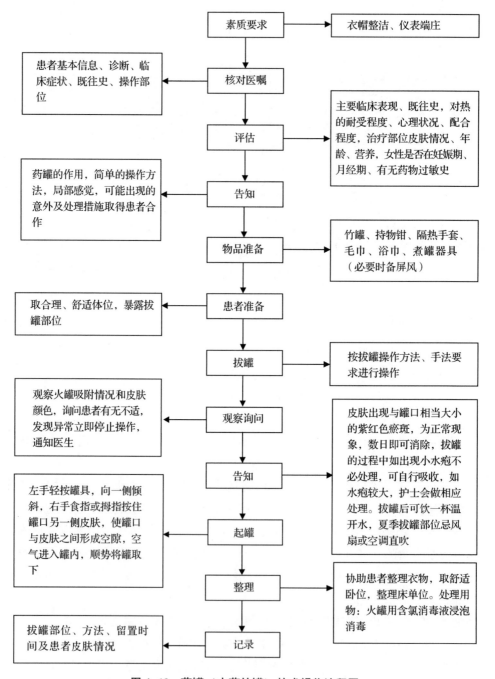

图 4-13　药罐（中药竹罐）技术操作流程图

九、评分标准

药罐技术操作考核评分标准见表4-5。

表4-5 药罐技术操作考核评分标准

项目	总分	技术操作要求	评分等级			
			A	B	C	D
素质要求	2	仪表端庄、服装、鞋帽整洁	2	1	0	0
核对	2	核对医嘱	2	1	0	0
评估	6	临床症状、既往史、药物过敏史、是否妊娠或月经期	4	3	2	1
		拔罐部位皮肤情况、对热的耐受程度、配合程度及心理状况	2	1	0	0
告知	4	解释作用、简单的操作方法、局部感受，取得患者配合	4	3	2	1
操作前准备	4	洗手，戴口罩	2	1	0	0
		备齐并检查用物	2	1	0	0
安全与舒适	7	病室整洁、保护隐私、注意保暖、避免对流风	2	1	0	0
		协助患者取舒适体位，比手指同身寸，按医嘱正确取穴，充分暴露拔罐部位，询问患者感觉（酸、麻、胀、痛）	5	4	3	2
操作过程	56	核对医嘱	2	1	0	0
		用持物钳将竹罐倒置夹起，迅速甩净竹罐内药液，用毛巾快速捂住罐口，以吸收多余药液并保持住罐内的空气温度，利用负压将竹罐吸附于相应的部位上，确认竹罐已吸拔住皮肤后离手。手法正确	10	8	6	4
		盖好浴巾，注意保暖，询问患者感受	10	8	6	4
		记录时间	2	1	0	0
		再次核对	6	5	4	3
		协助患者取舒适体位，整理床单位	4	3	2	1
		洗手，摘口罩	4	3	2	1
		告知相关注意事项	6	5	4	3
		一手扶罐具，一手手指按住罐口皮肤，手法正确	4	3	2	1
		观察并清洁皮肤，有水疱或破溃及时处理	4	3	2	1
		协助患者取舒适体位，整理床单位	4	3	2	1
操作后	4	整理用物，洗手	2	1	0	0
		记录，签名	2	1	0	0
评价	5	技术熟练、动作轻巧、人文关怀	5	4	3	2
理论提问	10	回答正确、全面	10	8	6	4

十、注意事项

（1）拔罐时要选择适当体位和肌肉丰满的部位，骨骼凹凸不平及毛发较多的部位均不适宜。

（2）拔罐时要根据不同部位选择大小适宜的罐，拔罐的吸附力度应视病情而定。身体强壮者力量可稍大，年老体弱及儿童力量应小。

（3）拔罐和留罐中要注意观察患者的反应，患者如有不适感应立即取罐。严重者可让患者平卧，保暖并饮热水或糖水，还可揉内关、合谷、太阳、足三里等穴。

（4）注意勿烫伤皮肤，若烫伤或留罐时间太长而皮肤起水疱时，水疱勿需处理，仅敷以消毒纱布，防止擦破即可。水疱较大时用消毒针将水放出，涂以龙胆紫药水，或用消毒纱布包敷，以防感染。

（5）皮肤有过敏、溃疡、水肿、高热抽搐者和孕妇的腹部、腰骶部位不宜拔罐。

十一、案例分享

1. 腰筋劳伤（慢性腰肌劳损）

慢性腰肌劳损主要由于指腰骶部肌肉、筋膜、韧带等软组织的慢性损伤，导致局部无菌性炎症，从而引起腰骶部一侧或两侧的弥漫性疼痛，主要症状为腰或腰骶部疼痛，反复发作，时轻时重，劳累或气候变化时加重，休息后减轻。长期积累性损伤、急性损伤后治疗不彻底、先天性畸形或风寒湿邪侵袭，均可妨碍局部经脉气血运行而导致本病。

（1）辨证施护：证属瘀血腰痛之证者，施以舒筋活血，通络止痛之法。

（2）中医护理适宜技术：药罐（中药竹罐）技术。

（3）取穴：肾俞。

（4）操作：按药罐（中药竹罐）技术操作步骤进行药罐（图4-14）。每日1次，14日为1个疗程。

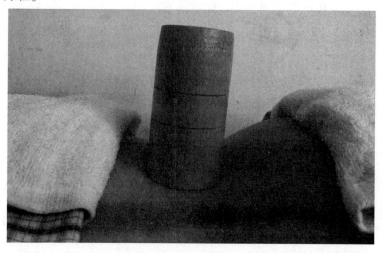

图4-14 腰筋劳伤（慢性腰肌劳损）药罐（中药竹罐）拔罐示意图

2．不寐（睡眠障碍）

不寐是以经常不能获得正常睡眠，或见入睡困难，或见睡眠不实、易醒，或见早醒，甚至彻夜不眠为特征的病症。本病多因情志不遂或思虑劳倦，内伤心脾，心神失养而导致本病。

（1）辨证施护：证属心脾两虚之证者，施以养心安神之法。

（2）中医护理适宜技术：药罐（中药竹罐）技术。

（3）取穴：大椎、神道、心腧、脾俞。

（4）操作：按药罐（中药竹罐）技术操作步骤进行药罐（图4-15）。隔日1次，7次为1个疗程。

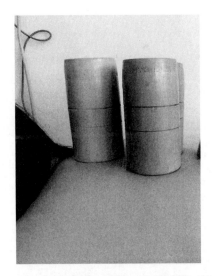

图 4-15　不寐（睡眠障碍）药罐（中药竹罐）拔罐示意图

第五章　推拿类技术

第一节　经穴推拿技术

一、定义

经穴推拿技术是以气血阴阳、脏腑理论为基础，以经络学说为指导，通过点按经穴配合多种推拿手法，达到治病防病的一种方法。

二、历史溯源

中医学认为，经络内属脏腑，外络于肢节，沟通脏腑与体表，具有运行气血、协调阴阳、调节人体机能活动的作用。推拿技术在经穴上施术，通过经络途径而发挥其调整脏腑功能的作用。《素问·举痛论》中指出："寒气客于胃肠之间，募原之下，血不得散，小络急引故痛，按之者血气散，故按之痛止。"又言："寒气客于背俞之脉则脉泣，泣者血虚，虚则痛，其腧注于心，故相引而痛，按之则热气至，热气至则痛止矣。"经穴推拿技术的特点是以特定技巧的手法如点按、推按、指压、一指禅推法等，直接施术于人体经络、穴位，手法作用快、感应强，临床适应范围广。

三、适应范围

经穴推拿技术的对象一般是亚健康人群，常用于颈椎病、落枕、呃逆、呕吐、胃脘痛、胁痛、咳嗽、哮喘、感冒、久泻、痛经、遗尿、尿频、月经失调等治疗。

四、禁忌证

（1）严重的心脑肺疾病和极度衰弱者。

（2）出血倾向和血液病患者。

（3）局部有严重的皮肤破损和皮肤病患者。

（4）骨与关节结核，骨髓炎，骨肿瘤，严重骨质疏松者。

（5）诊断不明确的急性脊柱损伤伴有脊髓症状者。

（6）妇女妊娠、经期、产后未恢复者慎在腰、臀、腹部行手法治疗。

（7）不能排除骨折的急性软组织损伤早期，局部肿胀者慎用。

五、评估

（1）主要临床表现、既往史。

（2）局部皮肤有无破溃、疖肿、渗出，询问患者有无滑石粉过敏史，皮肤划痕等。

（3）患者心理状态及对疼痛的耐受程度。

（4）患者是否在月经期、妊娠期等，有无出血性疾病。

六、物品准备

器具与材料：滑石粉、一次性弯盘等（图 5-1）。

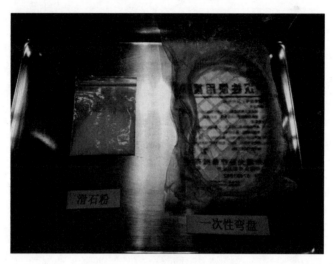

图 5-1　经穴推拿技术所需备品

七、操作要点

（1）核对患者身份，介绍自己，向患者说明推拿的目的、注意事项，以取得患者的配合。

（2）关闭门窗、注意保暖，室内温度与湿度适宜。

（3）观察患者局部皮肤有无破损、红肿、渗出，皮肤病等。患者是否在月经期、妊娠期内，对滑石粉是否过敏，是否有皮肤划痕等。患者心理状况是否良好。

（4）根据推拿穴位或部位，协助患者取合适体位。

（5）根据病情确定推拿穴位及手法。暴露推拿部位，注意保暖。定穴位，询问患者感觉（患者产生酸、麻、胀、痛等感觉或向远处传导，即为得气）。

（6）手法推拿。操作者在选定的穴位或部位上进行推拿。根据患者的症状、发病部位、年龄及耐受性，选用适宜的手法和刺激强度，进行按摩。

①揉法：用手掌大鱼际、掌根或拇指指腹着力，腕关节或掌指做轻柔缓和的摆动。操作时压力要轻柔，动作要协调而有节律，一般速度为每分钟 120~160 次。适用于全身各部位。具有宽胸理气、消积导滞、活血化瘀、消肿止痛等作用。

②捏法：用拇指与食、中两指或拇指与其余四指将患处皮肤捏起，相对用力挤压。操作时要连续向前提捏推行，均匀而有节律。适用于头部、颈项部、肩背及四肢。具有舒筋活络、行气活血作用。

③抹法：用单手或双手拇指指腹紧贴皮肤，做上下或左右往返移动。操作时用力要

轻而不浮，重而不滞。适用于头面及颈项部。具有开窍镇静、醒脑明目等作用。

④一指禅推法：用拇指指腹或指端着力于推拿部位，腕部放松，沉肩、垂肘、悬腕，以肘部为支点，前臂做主动摆动，带动腕部摆动和拇指关节做屈伸活动。手法频率每分钟 120~160 次，压力、频率、摆动幅度要均匀，动作要灵活，操作时要求达到患者有透热感。适用于头面、胸腹及四肢等处。具有舒筋活络、调和营卫、健脾和胃、祛瘀消积的作用。

（7）观察患者皮肤有无红肿、水疱等情况。

（8）治疗时间及疗程：根据病情每日治疗 1 次，7 次为 1 个疗程。治疗满 1 个疗程后评定疗效。体形胖、体质壮者可酌情增加次数至 10 次为 1 个疗程。

八、操作流程

经穴推拿技术操作流程见图 5-2。

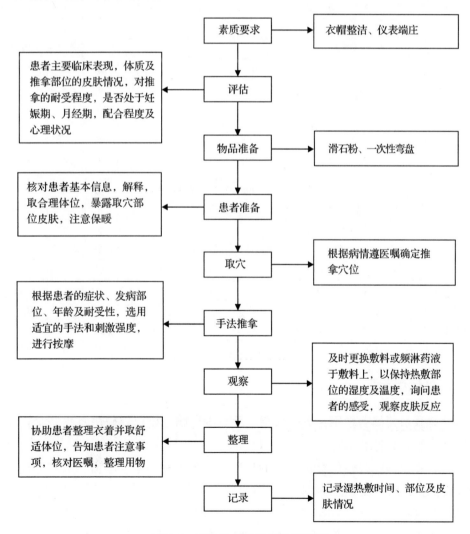

图 5-2　经穴推拿技术操作流程图

九、评分标准

经穴推拿技术操作考核评分标准见表 5-1。

表 5-1　经穴推拿技术操作考核评分标准

项目	总分	技术操作要求	评分等级			
			A	B	C	D
素质要求	2	仪表端庄，服装整洁	2	1	0	0
评估	10	患者主要临床表现、体质及皮肤情况，对痛的耐受程度，是否处于妊娠期，及周围环境等	4	3	2	1
		解释操作目的及方法	3	2	1	0
		宣教内容正确	3	2	1	0
操作前准备	5	洗手，戴口罩	2	1	0	0
		备齐并检查用物	3	2	1	0
安全与舒适	8	环境清洁、光线明亮	2	1	0	0
		核对医嘱	3	2	1	0
		患者取合理、舒适、安全体位	3	2	1	0
操作过程	55	核对医嘱	4	3	2	1
		取穴准确	8	6	4	2
		滑石粉取量适宜	5	4	3	2
		对确定的手法运用正确，操作时压力、频率摆动幅度均匀，动作灵活	10	6	4	2
		随时询问患者对手法治疗的反应，及时调整手法	10	6	4	2
		观察患者推拿后的反应，有无不适	5	4	3	2
		告知相关注意事项	5	4	3	2
		协助患者整理衣物、舒适体位、整理床单位	5	4	3	2
		再次核对医嘱	3	2	1	0
操作后	5	整理用物，洗手	2	1	0	0
		记录，签名	3	1	0	0
评价	5	技术熟练、动作轻巧、人文关怀	5	4	3	2
理论提问	10	回答正确、全面	10	8	6	4

十、注意事项

（1）操作前要修剪指甲，不戴戒指、手表等硬物，以免划破患者皮肤，并注意推拿前后个人的卫生清洁。

（2）操作过程中观察患者对手法的反应，一旦出现头晕、心慌、胸闷等现象，应立即停止操作，以防发生意外。

（3）患者过于饥饿、饱胀、疲劳时，不宜立即进行操作。

（4）患者推拿后应注意避风，以免遭外邪侵袭而加重病情。

十一、案例分享

1. 郁证

郁证是由于原本肝旺，或体制素弱，复加情志所引起气机郁滞，肝失疏泄，脾失健运，心失所养，脏腑阴阳气血失调而成；以心情抑郁、情绪不宁、胸部满闷、胁肋胀痛、或易怒易哭，或咽中如有异物梗塞等为临床表现的一类病症。

（1）辨证施护：证属肝气郁结之证者，施以疏肝解郁、宽中理气之法。

（2）中医护理适宜技术：经穴推拿技术。

（3）取穴：开天门 24 次，分推坎宫 24 次，拿五经 5 次，双拇指自上而下按揉背部、足太阳膀胱经，手法宜轻柔和缓。取内关、神门、膻中、人中、印堂、涌泉，每穴依次用拇指按揉法各按揉 2 分钟。在百会穴用拇指按揉法操作 5 分钟，以轻微酸胀感为度。

（4）操作：按经穴推拿技术操作步骤进行推拿（图 5-3），每日 1 次，7 次为 1 个疗程。

2. 便秘

便秘是指由于大肠传导失司，导致大便秘结，排便周期延长，或周期不长，但粪质干结，排出艰难，或粪质不硬，虽频有便意，但排便不畅的病症。

（1）辨证施护：证属气秘之证者，施以顺气导滞，降逆通便之法。

（2）中医护理适宜技术：经穴推拿技术。

（3）取穴：根据中医经络腧穴理论选择按摩合谷、足三里、上巨虚、中脘、神阙、天枢、支沟、水道、归来、丰隆、长强穴。

（4）操作：按经穴推拿技术操作步骤进行推拿按摩（图 5-4），每日按摩 1 次，每次 25~30 分钟，7 次为 1 个疗程。

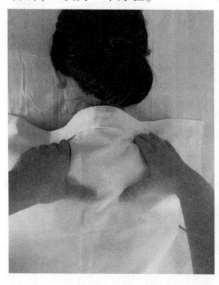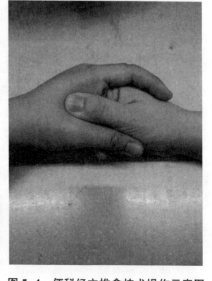

图 5-3　郁证经穴推拿技术操作示意图　图 5-4　便秘经穴推拿技术操作示意图

第二节　小儿推拿技术

一、定义

小儿推拿技术，是指运用特定手法作用于小儿特定部位，以调整小儿脏腑、气血、经络功能，从而达到防病治病目的的一种方法。

二、历史溯源

小儿推拿技术萌芽于秦汉时期，如《史记·扁鹊仓公列传》中记载"扁鹊名闻天下……来入咸阳，闻秦人爱小儿，即为小儿医"。《五十二病方》中记载"婴儿病痫方"和"婴儿瘛方"是现存最早的小儿推拿技术的文字记载（其以汤匙边摩病变部位治疗小儿惊风抽搐）。《黄帝内经》中有关于"圆针"的记载。东汉时期的《金匮要略》提出了膏摩法。

晋唐时期是小儿推拿技术发展的重要阶段。晋代葛洪在《肘后备急方》中首创的指针法、捏脊法、颠簸法等手法，如今广泛应用于小儿推拿技术的临床治疗中。隋代巢元方《诸病源候论》中记载了小儿的保育病症，并附有按摩导引法。唐代孙思邈的《备急千金要方》中用膏摩法治疗小儿疾病，如夜啼、腹胀满、不能乳食等。

明清时期，小儿推拿技术形成自己的独立学术体系。明代，《小儿按摩经》《小儿推拿秘旨》《小儿推拿秘诀》的出现标志着小儿推拿学术体系的建立。《小儿按摩经》是我国现存最早的小儿推拿专著。介绍了多种小儿推拿技术手法，如掐、揉、按、摩、运、摇等，还有 20 余种复式手法、主治功效和 50 余个小儿特定穴。清代，出现了《厘正按摩要术》《小儿推拿广义》《幼科推拿秘书》《推拿三字经》等。

三、适应范围

小儿推拿技术的对象一般是 6 岁以下的小儿，尤其适用于 3 岁以下的婴幼儿。常用于感冒、咳嗽、发热、腹痛、腹泻、呕吐、咽炎、肥胖、消化不良、少许厌食、疳积、哮喘、支气管炎、夜啼、梦呓、惊风、肌性斜颈、脑瘫、佝偻病、近视、盗汗、脱肛、湿疹、手足心热等治疗，以及小儿保健与预防。

四、禁忌证

（1）有明显的感染性疾病，如骨结核、骨髓炎、蜂窝织炎、丹毒等。

（2）有急性传染病，如猩红热、水痘、病毒性肝炎、肺结核、梅毒等。

（3）有出血倾向的疾病，如血小板减少性紫癜、白血病、血友病、再生障碍性贫血、过敏性紫癜等。

（4）骨与关节结核和化脓性关节炎，以及可能存在的肿瘤、外伤骨折、脱位等不明疾病。

（5）严重的心、肺、肝、肾等疾病。

（6）有严重症状而诊断不明确者应慎用。

五、评估

（1）主要临床表现、既往史。

（2）患儿进食情况及耐受程度。

（3）患儿推拿部位的皮肤情况。

（4）患儿的年龄、配合程度及心理状况。

六、物品准备

器具与材料：滑石粉、一次性弯盘等（图5-5）。

七、操作要点

（1）核对解释，向患儿及家属说明推拿的目的，注意事项以取得患儿及家属的配合。

（2）关闭门窗、注意保暖，室内温湿度适宜。

（3）观察患儿局部皮肤有无破损、红肿、

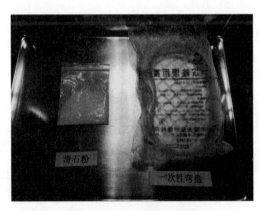

图5-5　小儿推拿技术所需备品

渗出、皮肤病等。询问患儿有无滑石粉过敏史、皮肤划痕等。患儿心理状况是否良好。

（4）根据患儿年龄、推拿穴位或部位，协助患儿取合适体位。

（5）根据病情遵医嘱确定推拿穴位及手法。暴露推拿部位，注意保暖。定穴位，询问患儿感觉（患儿产生酸、麻、胀、痛等感觉或向远处传导，即为得气）。

（6）手法推拿。操作者先以拇、食、中三指取少量滑石粉，铺散在选定的穴位或部位上，然后进行推拿。根据患儿对推拿的反应感觉，调整推拿的力度及推拿时间。

①指推法：用指部着力于穴位上，进行单方向的直线摩擦。操作时指要紧贴体表，用力要稳，速度缓慢而均匀，以能使肌肤深层透热而不擦伤皮肤为度。适用于人体各部位。能提高肌肉的兴奋性，促进血液循环，并有舒筋活络作用。

②揉法：用手掌大鱼际、掌根或拇指指腹着力，腕关节或掌指做轻柔缓和的摆动。操作时压力要轻柔，动作要协调而有节律，一般速度每分钟120～160次。适用于全身各部位。具有宽胸理气、消积导滞、活血化瘀、消肿止痛等作用。

③摩法：用手掌掌面或手指指腹附着于一定部位或穴位，以腕关节连同前臂做节律性的环旋运动。此法操作时肘关节自然弯曲，腕部放松，指掌自然伸直，动作要缓和而协调，频率每分钟 120 次左右。常用于胸腹、胁肋部位。具有理气和中、消食导滞、调节肠胃蠕动等作用。

④捏法：用拇指与食、中两指或拇指与其余四指将患处皮肤捏起，相对用力挤压。操作时要连续向前提捏推行，均匀而有节律。适用于头部、颈项部、肩背及四肢。具有舒筋活络、行气活血作用。

（7）观察患儿皮肤有无红肿、水疱等情况。

（8）治疗时间及疗程：根据病情每日治疗 1 次，7 次为 1 个疗程，治疗满 1 个疗程后评定疗效。

八、操作流程

小儿推拿技术操作流程见图 5-6。

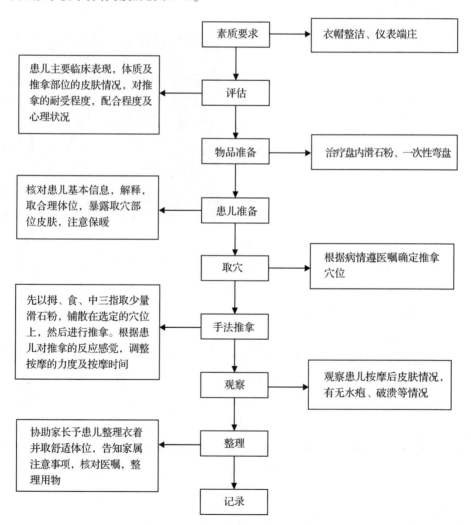

图 5-6　小儿推拿技术操作流程图

九、评分标准

小儿推拿技术操作考核评分标准见表 5-2。

表 5-2　小儿推拿技术操作考核评分标准

项目	总分	技术操作要求	评分等级			
			A	B	C	D
素质要求	2	仪表端庄，服装整洁	2	1	0	0
评估	10	患儿主要临床表现、对推拿的耐受程度，配合程度及心理	4	3	2	1
		解释操作目的及方法	3	2	1	0
		宣教内容正确	3	2	1	0
操作前准备	5	洗手，戴口罩	2	1	0	0
		备齐并检查用物	3	2	1	0
安全与舒适	8	环境清洁、光线明亮	2	1	0	0
		核对医嘱	3	2	1	0
		患儿取合理、舒适、安全体位	3	2	1	0
操作过程	55	核对医嘱	4	3	2	1
		取穴准确	8	6	4	2
		滑石粉取量适宜	5	4	3	2
		根据患儿对推拿的反应感觉，调整推拿的力度	10	4	3	2
		根据患儿对推拿的反应感觉，调整推拿的时间	10	8	4	2
		观察患儿推拿后的反应，有无不适	5	3	1	0
		告知相关注意事项	5	4	3	2
		协助患儿整理衣物、舒适体位、整理床单位	5	4	3	2
		再次核对医嘱	3	2	1	0
操作后	5	整理用物，洗手	2	1	0	0
		记录，签名	3	1	0	0
评价	5	技术熟练、动作轻巧、人文关怀	5	4	3	2
理论提问	10	回答正确、全面	10	8	6	4

十、注意事项

（1）按摩部位皮肤有红肿、破损、湿疹、瘢痕等禁止推拿。

（2）患儿进食前后半小时内，不宜按摩腹部。

（3）取穴准确，正确运用推拿手法。推拿时用力均匀、柔和、持久，禁用暴力。推拿时间要合理，推拿速度以每分钟 150~180 次为宜。一般来说，新生儿每穴每次操作为 30 秒至 3 分钟；3~6 个月患儿，每穴每次为 1~4 分钟；7~12 个月患儿，每穴每次为 3~5 分钟；1 岁以上患儿，每穴每次为 3~7 分钟；掐法宜短。

（4）按摩期间，要经常询问观察患儿的感觉，发现异常停止推拿，报告医生及时处理。

（5）患儿推拿后应注意避风，以免遭外邪侵袭而加重病情。

十一、案例分享

1. 咳嗽

咳嗽是小儿肺部疾患中的一个常见证候，是呼吸道的一种保护性反射动作。无论外感，还是内伤导致肺失宣降都可以发生咳嗽。咳嗽可见于多种呼吸道和肺脏疾病中，如感冒、肺炎等。本病一年四季均可发生，尤以春冬季节为多。

（1）辨证施护：证属风热咳嗽之证者，施以疏风清热，止咳化痰之法。

（2）中医护理适宜技术：小儿推拿技术。

（3）推拿穴位：肺经、天门、坎宫、太阳、六腑、天河水、掌小横纹。清肺经、开天门、推坎宫、揉太阳、退六腑、清天河水各200次，揉掌小横纹100次。

（4）操作：按小儿推拿技术操作步骤进行推拿（图5-7），每日1次，7次为1个疗程。

2. 腹泻

腹泻是大便次数增多，粪质稀薄或如水样为特征的一种小儿常见病。本病一年四季均可发生，尤以夏、秋两季发病为多。发病年龄以婴幼儿为主，其中以6个月至2岁以下的小儿发病率高。

（1）辨证施护：证属寒湿泻之证者，施以散寒化湿，温中止泻之法。

（2）中医护理适宜技术：小儿推拿技术。

（3）推拿穴位：三关、外劳宫、脾经、大肠、腹部、龟尾。推三关、揉外劳宫、摩腹、补脾经、补大肠各300次，揉龟尾100次。

（4）操作：按小儿推拿技术操作步骤进行推拿（图5-8）。每日1次，7次为1个疗程。

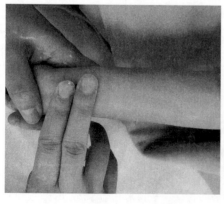

图 5-7　咳嗽小儿推拿示意图

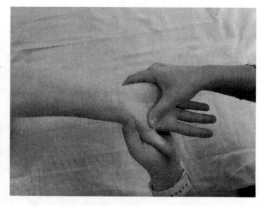

图 5-8　腹泻小儿推拿示意图

第六章　刮痧类技术

第一节　刮痧技术

一、定义

刮痧技术是在中医经络腧穴理论指导下，应用边缘钝滑的器具，如牛角类、砭石类等刮板或匙，蘸上刮痧油、水或润滑剂等介质，在体表一定部位反复刮动，使局部出现瘀斑，通过其疏通腠理，驱邪外出；疏通经络，通调营卫，和谐脏腑功能，达到防治疾病的一种方法。

二、历史溯源

刮痧技术的历史可以追溯到 2000 多年前的时代，是砭石疗法或刺络疗法的一种。长期以来流传于民间，薪火相传，沿用不废。宋代王裴《指述方瘅疟论》称之为"桃草子"。《保赤推拿法》记载："刮者，医指挨皮肤，略加力而下也。"它多用于治疗痧证，即夏季外感中暑或湿热温疟疫毒之疾，皮肤每每出现花红斑点，亦称"夏法"。元明以后，民间治疗痧病的经验引起医学家的注意。如，危亦林的《世医得效方》就对"搅肠沙（绞肠痧）"进行了记述："心腹绞痛，冷汗出，胀闷欲绝，欲谓搅肠沙。"至清代，郭志邃撰写了第一部刮痧专著《痧胀玉衡》，此书也成了后人刮痧技术之宗法。

三、适应范围

（1）头痛、胁痛、颈椎病、漏肩风、痹证等。
（2）发热、中暑、不寐等。
（3）感冒、咳嗽、便秘等。
（4）近视、肥胖症、美容、轻度脏腑功能失调等。

四、禁忌证

（1）疖肿、疮痈、斑疹、皮肤破溃、不明原因包块处。
（2）急性扭伤、挫伤引起的疼痛肿胀处。
（3）月经期、妊娠期。
（4）醉酒、精神分裂症、抽搐等不能配合刮痧者。
（5）严重心血管疾病、肝肾功能不全、出血倾向疾病、感染性疾病、极度虚弱、皮肤过敏、接触性皮肤病传染者。
（6）过度饥饱、过度疲劳者慎用。

五、评估

（1）主要临床表现、既往史。

（2）对疼痛的耐受程度。

（3）是否进食、饮酒。

（4）刮痧部位皮肤情况有无红肿、破溃。

（5）是否有出血性疾病、血糖异常、妊娠期或月经期。

（6）心理状况及配合程度。

六、物品准备

（1）器具与材料：刮痧板（牛角类、砭石类等刮痧类板），介质（刮痧油、清水、润肤乳等）、毛巾、卷纸，必要时备浴巾、屏风等（图6-1、图6-2）。

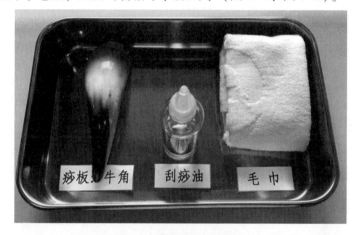

图6-1　刮痧技术所需备品

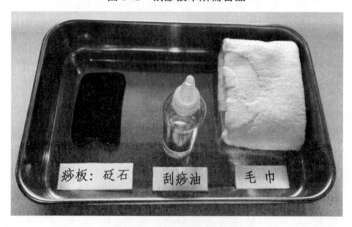

图6-2　刮痧技术所需备品

（2）术者准备：治疗前检查刮痧板边缘是否光滑，有无裂损。痧板做到一人一板，一用一消毒，以免交叉感染。水牛角的刮痧板常用75%酒精或0.5%碘伏进行擦拭消毒；

砭石刮痧板可采用以上消毒法外还可以进行高温、高压或煮沸消毒。

七、操作方法

（1）核对医嘱，评估患者，做好解释。

（2）备齐用物，环境准备。屏风遮挡，避风保暖，室内温度与湿度适宜。

（3）协助患者取合理体位，暴露刮痧部位，注意保护隐私及保暖。

（4）用刮痧板蘸取适量介质涂抹于刮痧部位。

（5）单手握板，将刮痧板放置掌心，用拇指和食指、中指夹住刮痧板，无名指小指紧贴刮痧板边角，从3个角度固定刮痧板。刮痧时利用指力和腕力调整刮痧板角度，使刮痧板与皮肤之间夹角约为45°，以肘关节为轴心，前臂做有规律的移动。刮治手法如下：

①轻刮法：刮痧板接触皮肤下压刮拭的力量小，被刮者无疼痛及其他不适感。轻刮后皮肤仅出现微红，无瘀斑。本法宜用于老年体弱者、疼痛敏感部位及虚证的患者。

②重刮法：刮痧板接触皮肤下压刮拭的力量较大，以患者能承受为度。本法宜用于腰背部脊柱两侧、下肢软组织较丰富处、青壮年体质较强及实证、热证、痛证患者。

③快刮法：刮拭的频率在每分钟30次以上。此法宜用于体质强壮者，主要用于刮拭背部、四肢，以及辨证属于急性、外感病症的患者。

④慢刮法：刮拭的频率在每分钟30次以内。本法主要用于刮拭头面部、胸部、下肢内侧等部位，以及辨证属于内科、体虚的慢性的患者。

⑤直线刮法：又称直板刮法。用刮痧板在人体体表进行有一定长度的直线刮拭。本法宜用于身体比较平坦的部位，如背部、胸腹部、四肢部位。

⑥弧线刮法：刮拭方向呈弧线形，刮拭后体表出现弧线形的痧痕，操作时刮痧方向多循肌肉走行或根据骨骼结构特点而定。本法宜用于胸背部肋间隙、肩关节和膝关节周围等部位。

⑦摩擦法：将刮痧板与皮肤直接紧贴，或隔衣布进行有规律的旋转移动，或直线式往返移动，使皮肤产生热感。此法宜用于麻木、发亮或绵绵隐痛的部位，如肩胛内侧、腰部和腹部；也可用于刮痧前，使患者放松。

⑧梳刮法：使用刮痧板或刮痧梳从前额发际处，即双侧太阳穴处向后发际处做有规律的单向刮拭，如梳头状。此法适宜用于头痛、头晕、疲劳、失眠和精神紧张等病症。

⑨点压法（点穴法）：用刮痧板的边角直接点压穴位，力量逐渐加重，以患者能承受为度，保持数秒后快速抬起，重复操作5~10次。此法宜用于肌肉丰满处的穴位，或刮痧力量不能深达，或不宜直接刮拭的骨关节凹陷部位，如环跳、委中、犊鼻、水沟和背部脊柱棘突之间等。

⑩按揉法：刮痧板在穴位处做点压按揉，点压后做往返或顺逆旋转。操作时刮痧板应紧贴皮肤不滑动，每分钟按揉 50～100 次。此法宜用于太阳、曲池、足三里、内关、太冲、涌泉、三阴交等穴位。

⑪角刮法：使用角形刮痧板或让刮痧板的棱角接触皮肤，与体表成 45°，自上而下或由里向外刮拭。此法宜用于四肢关节、脊柱两侧、骨骼之间和肩关节周围，如风池、内关、合谷、中府等穴位。

⑫边刮法：用刮痧板的长条棱边进行刮拭。此法宜用于面积较大部位，如腹部、背部和下肢等。

（6）刮痧顺序一般为先头面后手足，先腰背后胸腹，先上肢后下肢，先内侧后外侧逐步按顺序刮痧。

（7）刮痧时用力要均匀，由轻到重，以患者能耐受为度，单一方向，不要来回刮。一般刮至皮肤出现红紫为度，或出现粟粒状、丘疹样斑点，或条索状斑块等形态变化，并伴有局部热感或轻微疼痛。对一些不易出痧或出痧较小的患者，不可强求出痧。

（8）观察病情及局部皮肤颜色变化，询问患者有无不适，调节手法力度。

（9）每个部位一般刮 20～30 次，局部刮痧一般 5～10 分钟。

（10）刮痧完毕，清洁局部皮肤，协助患者穿衣，安置舒适体位，整理床单位。

（11）治疗时间及疗程：刮痧对皮肤是有损伤的，治疗部位不同，治疗疾患不同，疗程也不同。一般两次间隔 3～7 日，慢性病 7～10 次为 1 个疗程。要根据患者病情实际情况来决定刮痧的次数，如刮治部位出痧，一般要等皮肤颜色恢复正常方可进行下次治疗。

八、操作流程

刮痧技术操作流程见图 6-3。

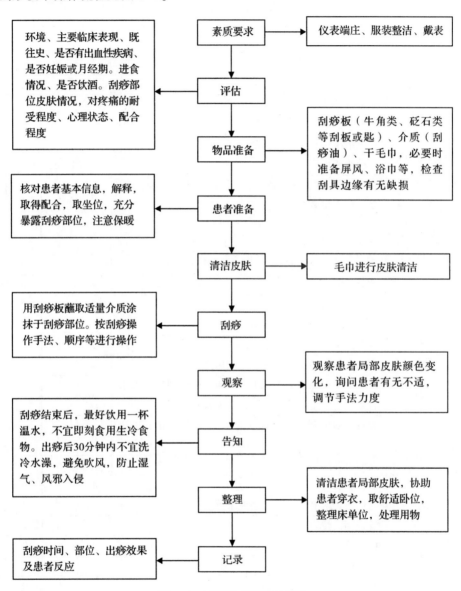

图 6-3 刮痧技术操作流程图

九、评分标准

刮痧技术操作考核评分标准见表 6-1。

表 6-1 刮痧技术操作考核评分标准

项目	总分	技术操作要求	评分等级			
			A	B	C	D
素质要求	2	仪表端庄、服装整洁	2	1	0	0
评估	10	主要临床症状、既往史、是否有出血性疾病、是否妊娠或经期	4	3	2	1
		进食情况，是否饮酒，刮痧部位皮肤情况，对疼痛的耐受程度	3	2	1	0
		心理状态及配合程度，解释目的及方法、局部感受，取得患者配合	3	2	1	0
操作前准备	4	洗手、戴口罩	2	1	0	0
		备齐并检查用物	2	1	0	0
安全与舒适	8	病室整洁、光线明亮、防止对流风	2	1	0	0
		核对医嘱	2	1	0	0
		协助患者取舒适体位	2	1	0	0
		暴露刮痧部位，注意保暖，保护患者隐私	2	1	0	0
操作过程	56	核对医嘱	2	1	0	0
		刮痧板蘸取适量介质涂抹于刮痧部位	8	6	4	2
		刮痧手法、顺序准确、用力均匀，由轻到重，以患者能耐受为度，单一方向，不要来回刮	10	8	6	4
		观察皮肤出痧情况，询问患者感受，调节手法和力度	8	6	4	2
		询问患者感受	8	6	4	2
		清洁皮肤	4	3	2	1
		协助患者取舒适体位，整理床单位	6	4	2	1
		告知相关注意事项	8	6	4	2
		再次核对	2	1	0	0
操作后	4	整理用物，洗手	2	1	0	0
		记录，签名	2	1	0	0
评价	10	流程合理、技术熟练、人文关怀	10	8	6	4
理论提问	6	回答正确、全面	6	4	2	1

十、注意事项

（1）眼睛、口唇、舌体、耳孔、鼻孔、乳头、肚脐等部位不能进行刮痧，因为中医刮痧技术会使这些部位黏膜充血，而且不能恢复。

（2）采用刮痧治疗的时候应该注意避风和保暖。如果室内的温度比较低，那么在刮痧的时候应该尽量减少人体所暴露的部位。值得注意的是在夏天高温天气的时候，千万不要在电风扇或者有对流风吹过的地方刮痧。因刮痧时皮肤汗孔开泄，如遇风寒之邪，邪气可通过开泄的毛孔直接入里，不但影响刮痧的疗效，还会因感受风寒引发新的疾病。

（3）刮痧治疗使汗孔开泄，邪气外排，要消耗部分体内的津液，刮痧后饮热水一杯，不但可以补充消耗部分，还能促进新陈代谢，加速代谢产物的排出。

（4）在进行保健刮痧和头部刮痧的时候可以不使用任何介质，可以直接隔着衣服进行刮痧，但是手法一定要轻。另外在给儿童进行刮痧的时候一定要注意手法要轻柔，必须要隔着衣服刮。

（5）再次刮痧的时间，需待上次痧疹消退（5~7日）后再进行。

（6）刮痧后1~2日内，如刮拭部位出现疼痛、痒、虫行感、冒冷/热气或皮肤表面出现风疹样变化等现象，均为正常。

（7）刮痧治疗后，为避免风寒之邪侵袭，须待皮肤毛孔闭合恢复原状后，方可洗浴，一般约3小时。但在洗浴过程中，水渍未干时，可以刮痧。因洗浴时毛孔微微开泄，此时刮痧用时少，效果显著，但应注意保暖。

（8）刮痧的时候不建议空腹进行刮痧，最好在用过餐之后的1~2小时后进行。

（9）刮痧过程中若出现头晕、目眩、心慌、出冷汗、面色苍白、恶心欲吐，甚至神昏仆倒等晕刮现象，应立即停止刮痧，取平卧位，立刻通知医生，配合处理。

十一、案例分享

1. 颈椎病

本病是一种常见颈椎间盘退变及其继发性改变刺激或压迫邻近组织而引起的各种症状和体征。长时间不良睡眠体位、工作姿势不当、不适当的体育锻炼等因素可诱发或加重本病。

（1）辨证施护：证属气滞血瘀之证者，施以疏通经络、活血化瘀之法。

（2）中医护理适宜技术：刮痧技术。

（3）刮治部位：颈部、双肩胛。

（4）刮治手法：重刮法，协助患者采取俯卧位，单一方向。

（5）痧板：牛角。

（6）操作：按刮痧技术操作步骤进行（图6-4），每隔3日1次，7次为1个疗程。

2. 胁痛

本病是一种常见的肝气郁结，是以胁痛、胁肋部胀满、善太息为主症的一种病症。情志不遂、肝郁气滞等因素均可诱发或加重本病。

（1）辨证施护：证属肝失疏泄之证者，施以疏肝理气、和络止痛之法。

（2）中医护理适宜技术：刮痧技术。

（3）刮治部位：背部、双肋。

（4）刮治手法：重刮法，协助患者采取俯卧位，单一方向。

（5）痧板：砭石。

（6）操作：按刮痧技术操作步骤进行（图6-5），每隔3日1次，7次为1个疗程。

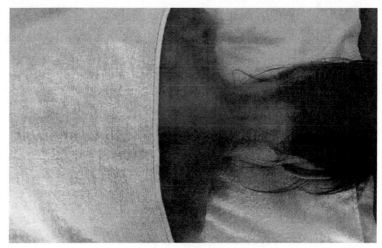

图6-4　颈椎病刮痧示意图

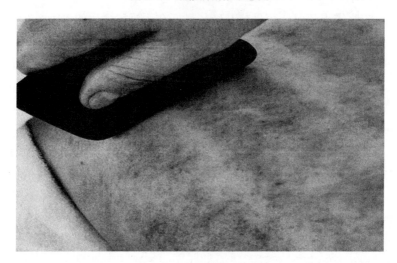

图6-5　胁痛刮痧示意图

第二节 头面部刮痧技术

一、定义

头面部刮痧技术是在中医经络腧穴理论指导下，使用不同材质和形状的刮痧器具，蘸取相应的介质，在人体的穴位、经脉、皮肤和病变部位进行反复刮拭，通过疏通经络、行气活血、调和阴阳、调节脏腑功能来达到治疗疾病目的的一种方法。

二、历史溯源

头面部刮痧技术是古代劳动人民在长期与疾病斗争过程中，不断吸取经验教训而形成的治疗方法。刮痧技术的形成最早可追溯到旧石器时代。最早可考证的医方书籍《五十二病方》中介绍了砭石法的运用，这种砭石治疗方法，可认作刮痧技术的萌芽。《黄帝内经》中有关于砭石疗法的记载，如《素问·异法方宜论》记载："其病皆为痈疡，其治宜砭石。"《素问·血气形志》记载："行乐志乐，病生于肉，治之以砭石。"《黄帝内经》所述的正是刮痧技术的雏形阶段。较早记载刮痧这一技术的是元代医家危亦林在1337年撰成的《世医得效方》中记载了治沙病的绳擦法："治沙证，但用苎麻蘸水，于颈项、两肘臂等处戛掠，见得血凝于皮肤中，红点如粟粒状。"清初郭志邃撰写第一部痧病专著《痧胀玉衡》，对刮痧技术进行了比较系统的论述。清末民初时期，其刮法约数十种之多。1960年人民卫生出版社出版了江静波先生著的《刮痧疗法》一书，开创了现代研究刮痧之先河。20世纪90年代以来，有吕秀儒《吕教授刮痧健康法》，王敬、杨金生《中国刮痧健康法》，张秀勤《全息刮痧法》等多部著作。刮痧治疗范围已扩大到内科、妇科、男科、儿科、外科、皮肤科、眼科等十一大类400多种病症。

三、适应范围

（1）白涩症、肝劳、头痛等。

（2）失眠、鼻渊、耳鸣耳聋等。

（3）眩晕、高血压等。

（4）颈椎病、落枕等。

四、禁忌证

（1）经期、孕妇、有出血倾向及血液病。

（2）皮肤高度过敏，皮肤有伤口、发炎、皮肤破溃及传染性皮肤病。

（3）醉酒、过饥、过饱、过劳、极度虚弱、极度消瘦。

（4）急性传染病、重症心脏病等。

五、评估

（1）主要临床表现、既往史。

（2）对疼痛的耐受程度及配合程度。

（3）局部皮肤有无破溃、疖肿、渗出等。

（4）是否在空腹、月经期、妊娠期等，有无出血性疾病，有无急性传染病。

（5）有无药物过敏史及皮肤过敏史，如酒精、荨麻疹、胶布过敏等。

六、物品准备

器具与材料：刮痧油、刮痧包（刮痧板、白毛巾、垫巾、弯盘、镊子）、纸巾、计时器、75%酒精棉球等（图6-6）。

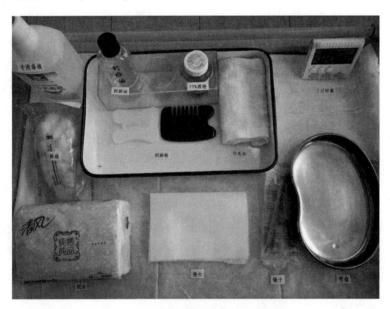

图6-6　头面部刮痧技术所需备品

七、操作方法

（1）核对医嘱，评估患者，做好解释。

（2）备齐用物，环境准备，避风保暖，室内温湿度、光线适宜。

（3）协助患者取舒适体位，充分暴露取穴部位，患者通常采取平卧位或坐位。

（4）用温热毛巾敷于颜面部1分钟。

（5）颜面部治疗：

①治疗前面部涂抹适量刮痧油，双手各持一刮痧板，按照前额，两颧部，下颌，鼻部，眼周，双耳部，颈部，头部的顺序轻柔刮拭。计时 15~20 分钟。

②前额部由前额正中线开始向两侧刮拭；两颧部由鼻旁开始向外侧刮拭；下颌部由承浆穴开始沿下颌方向外侧刮拭，即由承浆穴过地仓向颊车穴的方向刮拭至耳前听宫穴；鼻部刮拭由迎香穴开始向睛明穴方向刮至攒竹穴。每个部位刮痧 10~20 次。

③眼周刮痧时，用垂直按揉法（将刮痧板以 90°垂直按压在穴区上，做柔和、缓慢的按揉）缓慢按揉睛明穴。并以此为起点，分别沿眼眶上缘刮至太阳穴，再沿眼眶下缘刮至太阳穴，用刮痧板的边缘以小于 15°由内向外缓慢刮拭。采用按揉法缓慢按揉眼周攒竹、鱼腰、丝竹空、太阳、承泣穴、四白等穴。每个部位刮痧 10~20 次。

④双耳采取刮痧板旋转刮拭的方法轻轻刮拭，按揉耳部穴位区。颈部两侧涂抹刮痧油，嘱患者头部偏向一侧，以刮痧板边部倾斜 45°轻微用力刮拭颈部两侧面。每个部位刮痧 10~20 次。

⑤患者采取坐位，暴露颈部，涂抹刮痧油后，以第 1~3 颈椎为中心由上向下刮拭，再以双角刮法（将刮痧板凹槽部位对准脊椎棘突，凹槽两侧的双角放在脊椎棘突和两侧横突之间的部位，向下倾斜 45°，自上而下刮拭）刮拭两侧的膀胱经，最后刮拭颈部两侧同水平段的胆经。每个部位刮痧 10~20 次。

（6）头部治疗：患者采取坐位，刮拭头部。采用面刮或梳刮法。头部两侧刮拭，首先从头维穴绕耳部沿弧线刮至风池穴，然后再从太阳穴绕耳部弧线刮至风池穴，可在太阳穴、风池穴处用角刮法或点压按揉法重点刮拭。之后再以同样的方法刮拭另一侧。头顶部刮拭，刮拭头顶部正中，从百会穴刮至前额，然后刮拭头顶部双侧至前额，可在百会穴处用角刮法或点压按揉法重点刮拭。头顶后部刮拭，刮拭头顶后部正中，从百会穴刮至后颈项过风府穴止，然后刮拭头后部两侧，从头顶向后部至两侧风池穴刮拭，可在风池穴处用点压按揉法重点刮拭。每个部位刮痧 10~20 次。

（7）询问患者有无不适，观察皮肤状态，调节手法力度。如果发生晕刮、患者面色改变、不舒适等症状，立即停止，报告医生。

（8）操作完毕，清洁局部皮肤，处理用品，洗手，记录。

（9）治疗时间及疗程：隔日治疗 1 次，14 日为 1 个疗程。治疗满 1 个疗程后评定疗效。

八、操作流程

头面部刮痧技术操作流程见图 6-7。

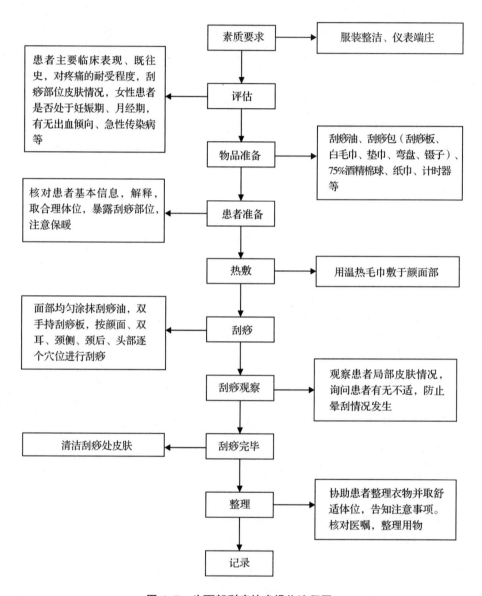

图 6-7 头面部刮痧技术操作流程图

九、评分标准

头面部刮痧技术操作考核评分标准见表6-2。

表6-2　头面部刮痧技术操作考核评分标准

项目	总分	技术操作要求	评分等级			
			A	B	C	D
素质要求	2	仪表端庄、服装整洁	2	1	0	0
评估	10	主要临床表现、既往史，对疼痛的耐受程度，刮痧部位皮肤情况，女性患者是否处于妊娠期、月经期，有无出血倾向，有无急性传染病等	4	3	2	1
		解释操作目的及方法	3	2	1	0
		宣教内容正确	3	2	1	0
操作前准备	5	洗手，戴口罩	2	1	0	0
		备齐并检查用物	3	2	1	0
安全与舒适	8	环境清洁、光线明亮	2	1	0	0
		核对医嘱	3	2	1	0
		患者取合理、舒适、安全体位	3	2	1	0
操作过程	55	核对医嘱	4	3	2	1
		热敷颜面部	3	2	1	0
		均匀涂抹刮痧油	2	1	0	0
		颜面部刮拭（角度、方向、顺序、穴位准确性、次数）	10	8	6	4
		耳部刮拭（方向、顺序、穴位准确性、次数）	6	5	4	3
		颈部刮拭（角度、方向、顺序、穴位准确性、次数）	6	5	4	3
		头部刮拭（方向、顺序、穴位准确性、次数）	8	6	4	3
		刮拭期间，观察患者局部皮肤情况，询问患者有无不适	4	3	2	1
		刮痧完毕，清洁刮痧处皮肤	2	1	0	0
		告知相关注意事项	5	4	3	2
		协助患者整理衣物、舒适体位、整理床单位	3	2	1	0
		再次核对医嘱	2	1	0	0
操作后	5	整理用物，洗手	3	2	1	0
		记录，签名	2	1	0	0
评价	5	技术熟练、动作轻巧、人文关怀	5	4	3	2
理论提问	10	回答正确、全面	10	8	6	4

十、注意事项

（1）避风，避免患者对着窗口或对流风，注意保暖。

（2）操作用力均匀，面部避免出痧，勿损伤皮肤。

（3）刮痧前做好解释工作。尤其初次刮痧而又精神紧张者，消除患者恐惧心理。

（4）注意清洁消毒。刮痧前施术者的双手、患者的刮拭部位均应清洁干净，刮痧用具必须常规消毒，严防交叉感染。

（5）刮痧前必须检查刮痧用具，不可使用有缺口或欠光滑者，以免损伤患者皮肤。

（6）操作过程中如患者出现面色苍白、出冷汗、头晕目眩、心慌、恶心、呕吐、四肢发冷或神昏仆倒等晕刮情况，应立即停止刮痧，让患者平卧饮以温开水，稍倾多好转。晕刮严重者，迅速用刮痧板厚角点按百会穴、人中穴、内关穴等，必要时应配合其他急救措施。

（7）每次刮痧时间不宜过长，保护正气。总刮痧时间为 15~20 分钟，其中颜面部为 8 分钟左右，耳部、颈部及头部 8 分钟左右。

（8）刮痧后嘱患者饮一杯温水。注意休息，少用目力。

（9）刮痧后 1~2 小时内不能用冷水洗脸。

十一、案例分享

1. 白涩症（干眼）

白涩症是一种比较常见的慢性眼部疾病，是以白睛不赤不肿，而以眼内干涩不适，甚则视物昏朦为主症的眼病。一般症状是目睛干涩、频频瞬目、畏光、有异物感及不适感。

（1）辨证施护：证属肝经郁热证之证者，施以清肝解郁、养血明目之法。

（2）中医护理适宜技术：头面部刮痧技术。

（3）施刮穴位：攒竹、鱼腰、丝竹空、承泣、睛明、太阳等穴。

（4）操作：按头面部刮痧技术操作步骤进行刮痧（图 6-8），隔日 1 次，14 日为 1个疗程。

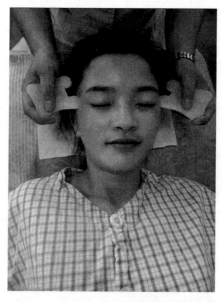

图 6-8　白涩症（干眼）头面部刮痧示意图

2. 肝劳（视疲劳）

肝劳是由多种原因引起的一组疲劳综合征。是指过用目力或目力不足而出现视物不能持久，久则视物昏花、头痛、眼胀为主要表现的疾病。

（1）辨证施护：证属阴虚火旺之证者，施以滋阴降火、益精明目之法。

（2）中医护理适宜技术：头面部刮痧技术。

（3）施针穴位：攒竹、鱼腰、丝竹空、睛明、承泣、太阳、四白等穴。

（4）操作：按头面部刮痧技术操作步骤进行刮痧（图 6-9），隔日 1 次，14 日为 1 个疗程。

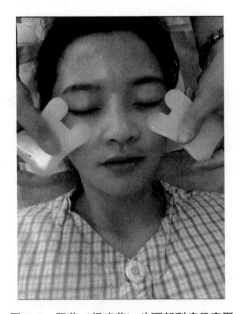

图 6-9　肝劳（视疲劳）头面部刮痧示意图

第三节　虎符铜砭刮痧技术

一、定义

虎符铜砭刮痧技术是指用虎符铜砭（黄铜刮痧板）通过徐而和的手法在人体皮肤上刮痧，调动阳气达到扶正祛邪、治病防病的一种方法。

二、历史溯源

早在《素问·异法方宜论》中论述中医有砭石、毒药、灸、针、按跷和导引六种医术，其中砭法为六法之首。康熙十四年，江淮等地"病胀流行猖獗，疫情大作，日死人千数，竟不知所名"，医家奇人郭志邃用砭术制服瘟疫，并结合临症心得，著有史第一部论述痧证的专著《痧胀玉衡》，使砭术得以薪火相传，此书也成了后人刮痧疗法之宗法。

虎符铜砭刮痧技术是李道政先生通过三十多年对古中医理论的研究和临床实践的探索，铸得虎符铜砭一柄，以逐病魔。虎符铜砭取汉代调兵虎符为形，应《素问·宝命全形论篇第二十五》中"经气以至，慎守勿失，深浅在志，远近若一，如临深渊，手如握虎，神无营于众物"而独创的刮痧技术。

三、适应范围

（1）眩晕、失眠、感冒、咳嗽、头痛、腹泻、中暑等。
（2）腰腿痛、漏肩风、项痹、落枕等。
（3）痛经、闭经、月经不调、乳腺增生等。
（4）小儿食欲不振、发育不良、腹泻等。
（5）牙痛、视力减退、耳鸣、耳聋等。
（6）预防保健、减肥、美容等。

四、禁忌证

（1）过饥、过饱、醉酒者。
（2）哺乳期、妊娠期。
（3）糖尿病坏疽发展到发黑水肿一碰就破皮的溃烂状态。
（4）石门穴、乳头、阴部禁刮。

五、评估

（1）主要临床表现、既往史、病变部位。

（2）进食情况、是否饮酒。

（3）刮痧部位皮肤情况，有无红肿、破溃。

（4）对疼痛的耐受程度。

（5）是否在妊娠期或月经期。

（6）心理状态及配合程度。

六、物品准备

1. 器具及材料

虎符铜砭刮痧板、介质适量（刮痧油）、干毛巾等（图6-10）。

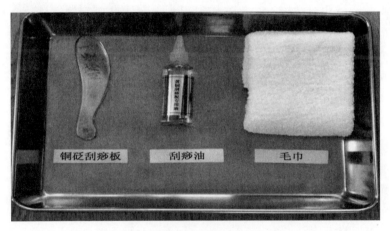

图6-10　虚符铜砭刮痧技术所需备品

（1）虎符铜砭刮痧板：刮痧工具的选择直接关系到治疗的效果，虎符铜砭刮痧板，具有消炎抑菌的作用。又因其铜制品导热快的性质，使刮拭部位温度升高快，有利于化解脉里瘀结。同时，铜砭刮痧所造之气，穿透力强，有利于把气通达更远更深的部位，增加疗效。

（2）刮痧油：（凡是可食用的油加少许盐均可作为刮痧油）涂抹刮痧油不但可减轻疼痛、加速病邪外排，还可以保护皮肤、预防感染，使刮痧治疗安全有效。

2. 术者准备

治疗前检查刮痧板边缘是否光滑，有无裂损。并做好刮痧板消毒工作（采用环氧乙烷低温灭菌消毒方法对刮痧板进行灭菌消毒）。

七、操作要点

（1）核对医嘱，评估患者，做好解释。

（2）备齐用物，环境准备。屏风遮挡，避风保暖，室内温度与湿度适宜。

（3）患者取舒适坐位（自上而下刮拭，使造气的力与地之引力形成合力，倍增疗效），使患者全身放松。

（4）充分暴露刮痧部位皮肤，并用毛巾做好患者保暖。

（5）在刮拭部位均匀涂抹刮痧油，用量适中，宜薄不宜过厚，太多打滑不易出痧。轻轻刮拭表皮，将卫气拨开。皮肤表面是卫气所在，刮痧治病入营不伤胃（营气行于脉中之气，卫气行于脉外之气）。

（6）合理选用持板方式进行刮痧，刮痧板与皮肤成45°，刮痧板下去，提上来。下板力度均匀，板压 $300\sim500\mathrm{g/cm^2}$，以受刮者不受惊，能忍耐程度为宜。频率稳定，不紧不慢，力才能达。过快力浮表面，过慢力太软透不入里。切勿用力过猛。

（7）在进行各种疾病治疗部位刮拭前应首先刮4个主穴：大椎、大杼、膏肓、神堂并开背。年纪大的人、肿瘤患者、长期虚弱卧床、严重心脏病患者首刮心经、心包经、肺经稳固上焦。刮时遵循先阳后阴，先上后下，先左后右，先躯干后四肢，顺着肌肉骨骼方向，这样疼痛感相对减轻，气也能切得进去。刮四肢要刮到末梢，刮板带出指间去。开背的时间控制在45分钟至1小时，开背顺序如下：

①风府穴→大椎穴。

②双侧风池穴→大杼穴。

③双侧胸锁乳突肌。

④大椎穴→肩井穴→肩峰穴→肩隅穴、肩髎穴。

⑤督脉。

⑥双侧夹脊穴。

⑦双侧内膀胱经。

⑧双侧外膀胱经。

⑨双侧肩胛、肩胛下缘。

⑩双侧肋间隙。

（8）开背后根据患者中医证候分析按经络和主穴刮拭。如高血压患者可沿颈部肌肉的走行刮拭1小时，重刮胸锁乳突肌20次左右。颈椎病患者可重刮风府穴、风池穴、大椎穴、大杼穴20次左右。

（9）经常刮痧的人不易出痧，以毛孔张开为度，以皮肤发热为度。刮痧治疗后，用擦油纸擦净患者皮肤表面油渍以促进患者舒适，避免用力过度。协助患者穿好衣物，注意保暖，休息30分钟。

（10）治疗时间及疗程：通常刮痧后24~48小时局部皮肤触碰时会有疼痛感或发热感，均属于正常现象，休息后即可恢复，颜色较深的痧或结节样痧消退较缓慢。根据患者病情轻重、体质以及刮痧后痧象消退时间选择下次刮痧治疗时间。通常刮痧治疗后5~7日，患处平坦、无肿块、无疼痛就可再次实施刮痧技术，连续治疗7~10次为1个疗程，待此次痧退便可进行下一次刮痧治疗。

八、操作流程

虎符铜砭刮痧技术操作流程见图 6-11。

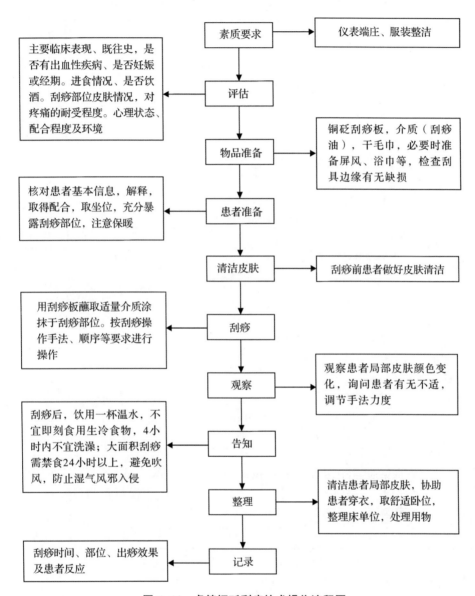

图 6-11　虚符铜砭刮痧技术操作流程图

九、评分标准

虎符铜砭刮痧技术操作考核评分标准见表6-3。

表6-3 虎符铜砭刮痧技术操作考核评分标准

项目	总分	技术操作要求	评分等级			
			A	B	C	D
素质要求	2	仪表端庄、服装整洁	2	1	0	0
评估	10	主要临床表现及刮痧部位皮肤情况，进食情况，对疼痛的耐受程度，是否妊娠或经期	4	3	2	1
		解释操作目的及方法	3	2	1	0
		宣教内容正确	3	2	1	0
操作前准备	5	洗手，戴口罩	2	1	0	0
		备齐并检查用物	3	2	1	0
安全与舒适	8	病室整洁、光线明亮、防止对流风	2	1	0	0
		核对医嘱	2	1	0	0
		协助患者取舒适坐位	2	1	0	0
		暴露刮痧部位，注意保暖，保护患者隐私	2	1	0	0
操作过程	55	核对医嘱、刮痧部位	3	2	1	0
		刮痧板蘸取适量介质涂抹于刮痧部位	8	6	4	2
		刮痧的手法、顺序准确，用力均匀、适度	10	8	6	4
		观察皮肤出痧情况	8	6	4	2
		询问患者感受	6	4	2	1
		清洁皮肤	4	3	2	1
		协助患者取舒适体位，整理床单位	6	4	2	1
		告知相关注意事项	8	6	4	2
		再次核对	2	1	0	0
操作后	5	整理用物，洗手	3	2	1	0
		记录，签名	2	1	0	0
评价	5	技术熟练、动作轻巧、人文关怀	5	4	3	2
理论提问	10	回答正确、全面	10	8	6	4

十、注意事项

（1）刮痧前后24小时内不能喝酒。

（2）刮全背均要辟谷（禁食）24小时，只能喝温开水或红糖水，糖尿病和癌症患者不需要辟谷，也不能喝红糖水。

（3）刮痧后被刮的部位4小时内不宜洗澡，避免吹风。

（4）心肺功能差及年老体弱者，首刮肺经、心经、心包经以稳定上焦。

（5）长期下焦不通如便秘者，慎刮腹部穴位，以防气逆上行，心肺功能衰竭。

（6）晕刮急救，先让被刮者躺平，头部垫高，房间通风，点按（刮）内关穴或极泉穴，待被刮者冷汗冒出或腹泻或呕吐即复安全。

（7）哺乳期者可刮别人，不能被刮，若实在需要被刮，被刮后 5 日内不能哺乳，因刮后部分痧毒会随着乳汁排出。

（8）身体虚弱，正气不足之人，不适合给别人刮痧。

十一、案例分享

1. 项痹病

项痹病，正虚劳损，筋脉失养，或风寒湿热等邪气闭阻经络，影响气血运行，以项部经常疼痛麻木，连及头、肩、上肢，并可伴有眩晕等为主要表现的疾病。

（1）辨证施护：证属血瘀气滞之证者，施以行气活血、疏通经络之法。

（2）中医护理适宜技术：虎符铜砭刮痧技术。

（3）刮痧选穴：首刮 4 个主穴、开背，重刮风府穴、风池穴、大椎穴及大杼穴。

（4）操作：按虎符铜砭刮痧技术操作步骤进行刮痧（图 6-12），每周 1 次，7~10 次为 1 个疗程。

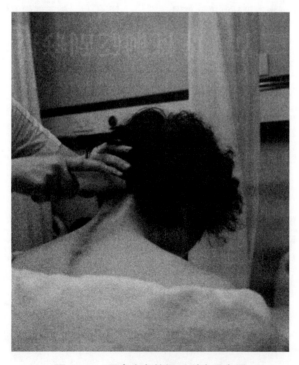

图 6-12　项痹病虚符铜砭刮痧示意图

2. 带下证

本病以白带为多见。多因脾虚湿热，或寒湿困脾而致冲任不固，带脉失约所致。临床表现以阴道分泌物量多为主，带下色白、质稀、味腥，或色黄、质稠如涕如脓，且连绵不断。

（1）辨证施护：证属气滞血瘀之证者，施以行气活血、活血化瘀之法。

（2）中医护理适宜技术：虎符铜砭刮痧技术。

（3）刮痧选穴：首刮4个主穴、开背，重刮八髎穴、带脉穴等。湿热证配阴陵泉穴、三阴交穴、行间穴，寒湿证配关元穴、足三里穴、气海穴、阳陵泉穴。

（4）操作：按虎符铜砭刮痧技术操作步骤进行刮痧（图6-13、图6-14），每周1次，7~10次为1个疗程。

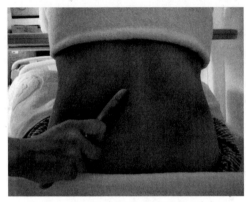 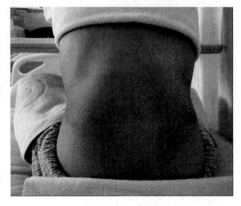

图6-13　带下证虚符铜砭刮痧示意图　　　　图6-14　带下证虚符铜砭刮痧示意图

第七章　功法类技术

第一节　十八段锦

一、定义

十八段锦是通过全身各部位轻缓而有力的活动，起到健身防病的作用，特别适合体质虚弱、难以承受重体力活动的人，或没有条件进行锻炼的脑力劳动者练习，对糖尿病患者尤为适用。

二、历史溯源

八段锦渊源于南朝梁代，是由两臂或单臂上举，马步左右开弓，头部左右旋转，摇头摆臀，弯腰两手攀足，马步左右出拳，足跟上提八个动作组成，是古代导引的一个重要分支。从长沙马王堆西汉古墓出土的帛画导引图算起，导引之术在我国流传已有千年以上的历史。南朝梁代陶弘景撰有《养性延命录》，此书总结了魏晋以前的养生理论和方法，书中的内容亦被隋朝巢元方《诸病源候论》、唐代孙思邈《备急千金要方》《千金翼方》、日本《医心方》等书所吸收，其中《导引按摩篇第五》中"狼踞鸱顾，左右自摇曳""顿踵三还"，以及书中所描述的左右挽弓势、左右单托天势、两手前筑势，与清末定型的八段锦中"五劳七伤往后瞧""背后七颠""左右开弓似射雕""调理脾胃须单举""攒拳怒目增气力"五种动作相仿。书中叩齿、咽津亦被十二段锦、十六段锦所吸收。从中可以看出，八段锦的形成与《养性延命录》有渊源关系。吕仁和将"八段锦""太极拳"和近代一些健身运动方法结合，编制一套"十八段锦"操功法，通过全身各器官轻缓而有力的活动，起到健身防病的作用。"十八段锦"共分为初、中、高三级，每级六段，根据锻炼肌肉、经络的不同，各段具有不同的作用，可根据情况辨证选择。初级功能理顺三焦、疏通经络、调和气血、补益肺气、益肾健脾、濡养筋骨；中级功可振奋元气、舒利关节，增加肺、脾、肝胆的功能，改善全身气血循环；高级功能加强并改善胸腹腔血液循环、固护腰肾、锻炼肢体肌肉、协调全身各系统组织器官等作用。

三、适应范围

(1) 多食易饥、视物模糊、倦怠乏力、精神不振的患者。

(2) 乏力、肢体麻木、皮肤瘙痒以及腰膝酸软的患者。

(3) 颈椎病、肩周炎以及由颈椎带来的诸多症状的患者。

(4) 呼吸道疾病，脾胃疾患，消化不良、腹胀以及高血压患者。

（5）免疫力低下者。

四、禁忌证

（1）不明病因的急性脊柱损伤或患有脊髓症状的人。

（2）各种骨骼病及骨质疏松者。

（3）严重的心、脑、肺疾病患者。

（4）慢性疾病处于急性加重期。

五、评估

评估患者头晕、胸闷等不适症状，有无禁忌证。

六、操作方法

（1）核对解释：核对患者身份，介绍自己，向患者说明十八段锦养生操的目的、注意事项，以取得患者配合。

（2）环境准备：环境安静、整洁，光线充足，注意保暖。

（3）评估患者：询问患者是否有头晕、胸闷等不适症状，有无禁忌证。

（4）起势：身体画8字，30~60圈，心中默念：全身放松，百节贯通。这段主要就是放松身体，起到热身的效果，为下面的锻炼做好准备工作。

（5）头颈对抗理三焦：首先双手交叉至于颈后，做一个头手的对抗动作，做这个动作的时候要注意在低头的时候，要配合扣齿的动作。扣齿的作用有两个，一是保持注意力集中；二是保持牙齿的健康，避免松动。这个动作反复做5~6次。然后做一个双手掌托肩的动作，身体要尽力去伸展，停留一会儿，双手从两侧自然落下（图7-1）。

（6）五劳七伤向后瞧：身体直立，双手交握于胸前，随着吸气和呼气，头向左后方和右后方去瞧。左右交替进行，重复26次。这个次数根据个人的身体情况可增减（图7-2）。

（7）冲拳推掌增气力：双手握拳，右手向右前方冲击，左拳向左后方，每2秒钟交替进行，左右各做26次。然后由拳改掌，由猛击改为猛推，其他不变，但在冲拳和推掌时身体要像弹簧一样地弹起。初练时宜缓，用力不能过度（图7-3）。

（8）左右打压利肝胆：右手握拳，抬起向左侧转身，回身直立，叩击大腿外侧的风市穴，左右交替进行，重复25~56次。风市穴的位置是手贴于裤中线，中指下的位置就是风市穴（图7-4）。

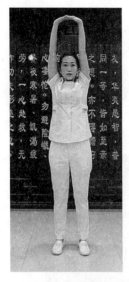
图 7-1　头颈对抗理三焦

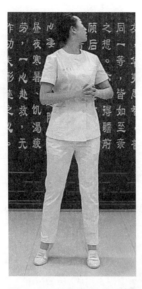
图 7-2　五劳七伤向后瞧

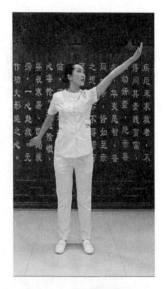
图 7-3　冲拳推掌增气力

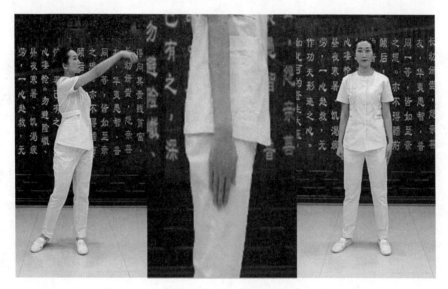
图 7-4　左右打压利肝胆

（9）拳打丹田补元气：双手握拳，右拳向前摆，拳心对准关元穴（前丹田），左拳向右摆，拳背对准命门穴（后丹田），双膝微蹲。双拳分别叩击前后丹田，速度是先轻后重，双腿是弯曲和动作交替，这两个动作是连贯动作，中间不要过多地停顿（图 7-5）。

（10）利肺肩颈一斗米：右拳叩击肩井穴，左拳后击后背的一斗米穴，左右交替进行，反复做 26 次。肩井穴位于大椎与肩峰连线，前正对乳中的位置。一斗米穴位于后背肩胛骨下侧外端的位置（图 7-6）。

（11）大椎至阳生阳气：这节操和上一节相似，只不过由拳改掌。后击大椎和至阳两个穴位。右掌排击大椎，左掌拍击至阳，左右交替进行，反复做 8 个八拍。大椎穴是后颈突出的位置，至阳穴在第七胸椎棘突下的凹陷处（图 7-7）。

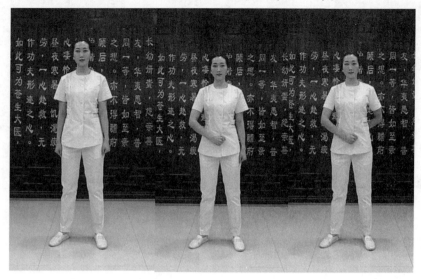

图 7-5　拳打丹田补元气

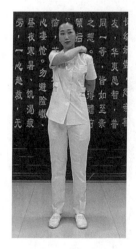

图 7-6　利肺肩颈一斗米

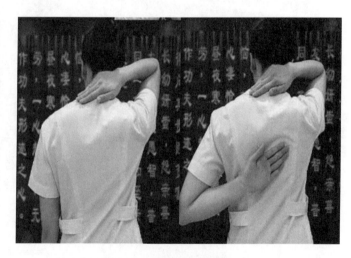

图 7-7　大椎至阳生阳气

（12）抱膝转圈利关节：双膝并拢，微蹲，双手扶于膝上，以膝为中心缓慢转圈，先顺时针，后逆时针，前后各转 3~9 圈（图 7-8）。

（13）调理脾胃需单举：身体的重心放于左腿，右手经颞前上举过头，转身勾手，双腿微蹲，左手要压在左臀的外侧，右手向下，双臂前后摆动，左右各 3 次（图 7-9）。

（14）摇头摆尾去心火：双腿呈骑马蹲裆式，双手扶于大腿前侧伏兔穴（髂前上棘与髌骨外侧端的连线上，髌骨上 6 寸）上，然后头向左摇，臀向右摆，下压 3 次，左右交替进行，重复 5~6 次（图 7-10）。

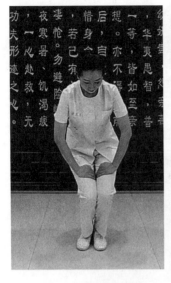
图 7-8　抱膝转圈利关节

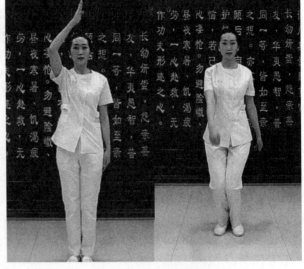
图 7-9　调理脾胃需单举

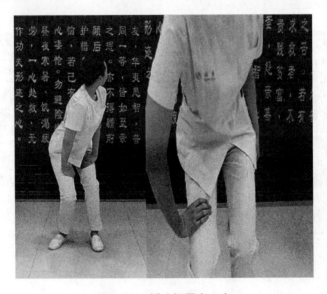
图 7-10　摇头摆尾去心火

（15）双手攀足固肾腰：双手按于小腹、弯腰、屈膝，用上身去挤压小腹 6~9 次，然后双手经腋前上举过头，自然落下，向后摆，踮脚尖，双手经大腿前侧去够自己的脚尖。这个动作要适合自己，根据自己的身体情况不要勉强地去做，全套动作要重复做 3~6 回（图 7-11）。

（16）左右开弓似射雕：双臂展开，右手向右前方弹射，左手呈拉弓式后拉，左右交替进行，重复 26 次。眼睛要看着箭走的方向（图 7-12）。

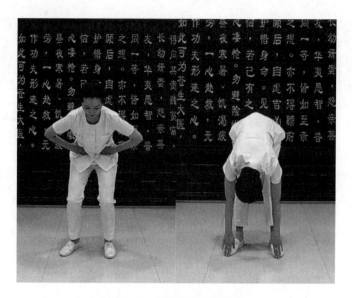

图 7-11 双手攀足固肾腰

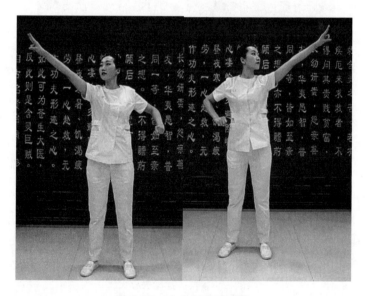

图 7-12 左右开弓似射雕

（17）捶打膻中补宗气：双手握拳，右拳叩击前胸的膻中穴（两乳头连线中点），左拳叩击后背的至阳穴（第七胸椎棘突下的凹陷处）。左右交替进行，重复 56 次（图 7-13）。

（18）前后小跑百病消：双手交握于胸前，向前后小跑。前后各 6~8 步（图 7-14）。

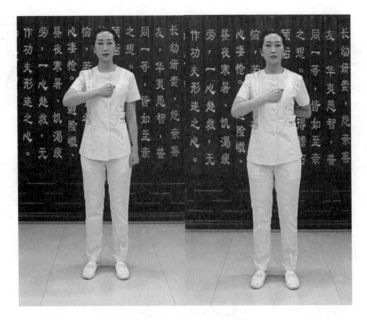

图 7-13　捶打膻中补宗气

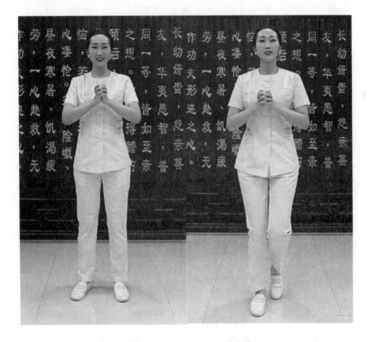

图 7-14　前后小跑百病消

（19）起蹲运动全身轻：双手握拳，两臂向前后摆动，做一个类似于立定跳远的动作，重复 12~16 次（图 7-15）。

（20）双手锤天提神气：双手握拳，缓缓吸气，在呼气的时候右手向天冲拳，全身放松，手臂自然落下，左右交替进行，反复做 26 次（图 7-16）。

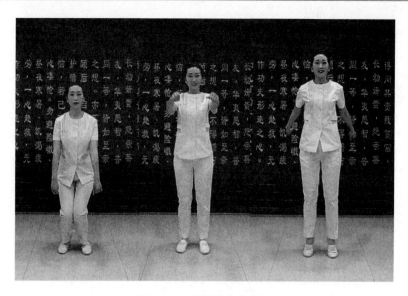

图 7-15　起蹲运动全身轻

（21）收功：回到起始势，站稳后随吸气两手臂环抱。呼气，随呼气两手交叉，然后再意守丹田 1 分钟。反复 12～18 次，气收丹田养筋骨，可使气归丹田，心静稳定平静，养筋骨（图 7-17）。

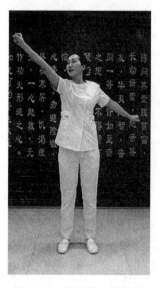

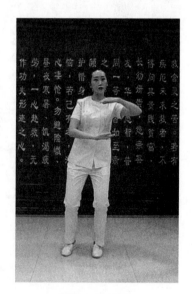

图 7-16　双手锤天提神气　　　　　图 7-17　收功

七、操作流程

十八段锦操作流程见图 7-18。

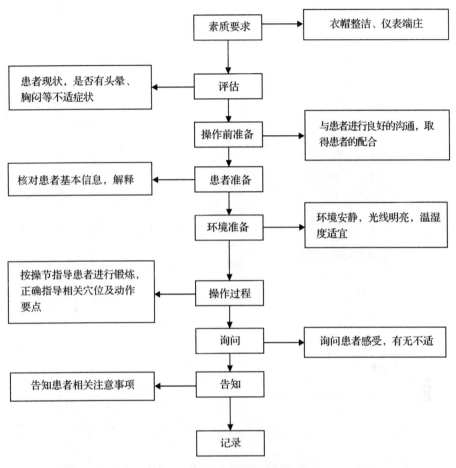

图 7-18 十八段锦操作流程图

八、评分标准

十八段锦操作考核评分标准见表 7-1。

表 7-1 十八段锦操作考核评分标准

项目	总分	技术操作要求	评分等级			
			A	B	C	D
素质要求	6	仪表端庄，服装整洁	6	4	2	0
评估	10	患者现状，是否有头晕、胸闷等不适合症状	4	3	2	1
		解释操作目的及方法	3	2	1	0
		宣教内容正确	3	2	1	0
操作前准备	5	与患者进行良好的沟通，取得患者的配合	5	4	3	2

续表

项目	总分	技术操作要求	评分等级			
			A	B	C	D
安全与舒适	3	环境清洁、光线明亮、空气清新	3	2	1	0
操作过程	54	起势	3	2	1	0
		头颈对抗理三焦	3	2	1	0
		五劳七伤向后瞧	3	2	1	0
		冲拳推掌增气力	3	2	1	0
		左右打压利肝胆	3	2	1	0
		拳打丹田补元气	3	2	1	0
		利肺肩颈一斗米	3	2	1	0
		大椎至阳生阳气	3	2	1	0
		抱膝转圈利关节	3	2	1	0
		调理脾胃需单举	3	2	1	0
		摇头摆尾去心火	3	2	1	0
		双手攀足固肾腰	3	2	1	0
		左右开弓似射雕	3	2	1	0
		捶打膻中补宗气	3	2	1	0
		前后小跑百病消	3	2	1	0
		起蹲运动全身轻	3	2	1	0
		双手锤天提神气	3	2	1	0
		收功	3	2	1	0
操作后	7	询问患者感受，协助患者休息	5	4	3	2
		记录，签名	2	1	0	0
评价	5	技术熟练、动作轻巧、人文关怀	5	4	3	2
理论提问	10	回答正确、全面	10	8	6	4

九、注意事项

（1）练习后不可吸烟。最好在练十八段锦的时间内都不要吸烟，因为在此期间吸烟会使烟当中的尼古丁等有害物质加快输送到身体各处，而且吸烟还会影响肺功能，达不到强身健体的功效。

（2）练习后不可饮酒。酒精中的成分可以通过胃肠吸收至血液中，而练完十八段锦后正是全身血液循环加速、缓解疲劳的时候，此时血液中含有大量酒精，会对身体造成伤害，得不偿失。

（3）练习后不可立即吃饭。刚练完十八段锦血液多集中于肌肉和呼吸系统等处，而消化器官血液相对较少，此时进食不仅消化吸收能力差，还会给胃肠带来负担。正确的做法是在练完十八段锦后的半小时之后再吃饭，此时经过一段时间的调整，呼吸各方面趋于平缓，消化功能也逐渐恢复正常。

（4）练习后不可马上洗澡。练完十八段锦后一般会体温上升，有出汗现象，必须等半小时左右，体温恢复正常再洗澡。因为出汗体表汗毛孔张开，此时洗澡容易受凉感冒。

（5）练习后不可立即蹲下休息。练完十八段锦后全身的血液循环加速，经络畅通，可以很好地缓解周身的疲劳。如立即蹲下，会阻碍下肢血液回流，影响血液循环，加深机体疲劳。

第二节　六字诀

一、定义

六字诀是一种吐纳法。它是通过嘘、呵、呼、嘘、吹、嘻六个字的不同发音口型，唇齿喉舌的用力不同，以牵动不动的脏腑经络气血的运行。

二、历史溯源

六字诀最早见于南北朝时梁代陶弘景所著《养性延命录》中。《养性延命录·服气疗病篇》中记载："纳气有一，吐气有六。纳气一者，谓吸也；吐气六者，谓吹、呼、唏、呵、嘘、呬，皆出气也，委曲治病。吹以去热，呼以去风，唏以去烦，呵以下气，嘘以散寒，呬以解极。"同时指出："心脏病者，体有冷热，吹呼二气出之；肺脏病者，胸膈胀满，嘘气出之；脾脏病者，体上游风习习，身痒痛闷，唏气出之；肝脏病者，眼疼愁忧不乐，呵气出之。"这些记载即后世"六字诀"或"六字气诀"的起源。六字气诀是历史最悠久、最有代表性的一种养生方法。往前追溯，实际上早在《黄帝内经》时代，就有宫、商、角、徵、羽五音对应五行五脏的记载了。

三、适应范围

（1）嘘字诀适用于目疾、肝肿大、胸胁胀闷、食欲不振、两目干涩、头目眩晕等疾患。

（2）呵字诀适用于心悸、心绞痛、失眠、健忘、盗汗、口舌糜烂、舌强语謇等心经疾患。

（3）呼字诀适用于腹胀、腹泻、四肢疲乏、食欲不振、肌肉萎缩、皮肤水肿等脾经疾患。

（4）呬字诀适用于外感伤风、发热咳嗽、痰涎上涌、呼吸急促而气短、尿频而量少等疾患。

（5）吹字诀适用于腰膝酸软、盗汗遗精、阳痿、早泄、子宫虚寒等肾经疾患。

（6）嘻字诀适用于由三焦不畅而引起的眩晕、耳鸣、喉痛、胸腹胀闷、小便不利等疾患。

四、禁忌证

（1）严重的呼吸功能不全者。

（2）急进性高血压、重症高血压或高血压危象者。

（3）各系统严重原发疾病及精神病患者。

（4）慢性疾病处于急性加重期。

五、评估

评估患者有无头晕、胸闷等不适症状，有无相关禁忌证。

六、操作方法

1. 核对解释

核对患者身份，介绍自己，向患者说明六字诀的目的、注意事项，以取得患者配合。

2. 环境准备

环境安静、整洁，光线充足，关闭门窗、注意保暖，室内温度与湿度适宜。

3. 评估患者

询问患者是否有头晕、胸闷等不适症状，有无相关禁忌证。

4. 预备式

两足开立，与肩同宽，头正颈直，含胸拔背，松腰松胯，双膝微屈，全身放松，呼吸自然。呼吸法顺腹式呼吸，先呼后吸，呼气时读字，同时提肛缩肾，体重移至足跟。调息，每个字读六遍后，调息一次，以稍事休息，恢复自然。

5. 嘘字功平肝气

嘘，读（xū）。口型为两唇微合，有横绷之力，舌尖向前并向内微缩，上下齿有微缝。呼气念嘘字，足大趾轻轻点地，两手自小腹前缓缓抬起，手背相对，经胁肋至与肩平，两臂如鸟张翼向上、向左右分开，手心斜向上。两眼反观内照，随呼气之势尽力瞪圆。屈臂两手经面前、胸腹前缓缓下落，垂于体侧。再做第二次吐字。如此动作六次为一遍，做一次调息（图7-19）。

6. 呵字功补心气

呵，读（hē）。口型为半张，舌顶下齿，舌面下压。呼气念呵字，足大趾轻轻点地；两手掌心向里由小腹前抬起，经体前到至胸部两乳中间位置向外翻掌，上托至眼部。呼气尽吸气时，翻转手心向面，经面前、胸腹缓缓下落，垂于体侧，再行第二次吐字。如此动作六次为一遍，做一次调息（图7-20）。

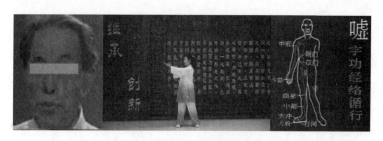

图 7-19 嘘字功

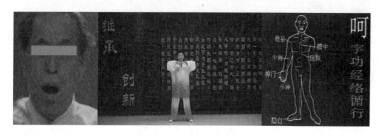

图 7-20 呵字功

7. 呼字功培脾气

呼，读（hū）。口型为撮口如管状，舌向上微卷，用力前伸。呼字时，足大趾轻轻点地，两手自小腹前抬起，手心朝上，至脐部，左手外旋上托至头顶，同时右手内旋下按至小腹前。呼气尽吸气时，左臂内旋变为掌心向里，从面前下落，同时右臂回旋掌心向里上穿，两手在胸前交叉，左手在外，右手在里，两手内旋下按至腹前，自然垂于体侧。再以同样要领，右手上托，左手下按，做第二次吐字。如此交替共做六次为一遍，做一次调息（图 7-21）。

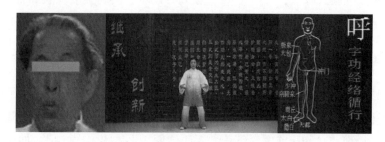

图 7-21 呼字功

8. 呬字功补肺气

呬，读（xì）。口型：开唇叩齿，舌微顶下齿后。呼气念呬字，两手从小腹前抬起，逐渐转掌心向上，至两乳平，两臂外旋，翻转手心向外成立掌，指尖对喉，然后左右展臂宽胸推掌如鸟张翼。呼气尽，随吸气之势两臂自然下落垂于体侧，重复六次，调息（图 7-22）。

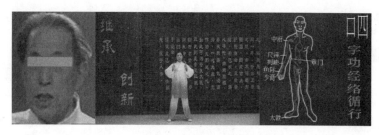

图 7-22 呬字功

9. 吹字功补肾气

吹，读（chuī）。口型为撮口，唇出音。呼气读吹字，足五趾抓地，足心空起，两臂自体侧提起，绕长强、肾俞向前划弧并经体前抬至锁骨平，两臂撑圆如抱球，两手指尖相对。身体下蹲，两臂随之下落，呼气尽时两手落于膝盖上部。随吸气之势慢慢站起，两臂自然下落垂于身体两侧。共做六次，调息（图 7-23）。

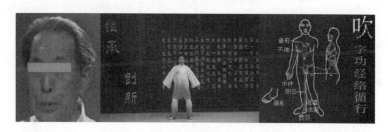

图 7-23 吹字功

10. 嘻字功理三焦

嘻，读（xī）。口型为两唇微启，舌稍后缩，舌尖向下。有喜笑自得之貌。呼气念嘻字，足四、五趾点地。两手自体侧抬起如捧物状，过腹至两乳平，两臂外旋翻转手心向外，并向头部托举，两手心转向上，指尖相对。吸气时五指分开，由头部循身体两侧缓缓落下并以意引气至足四趾端。重复六次，调息（图 7-24）。

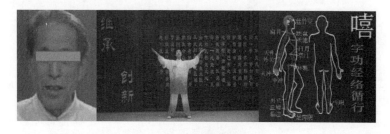

图 7-24 嘻字功

七、操作流程

六字诀操作流程见图 7-25。

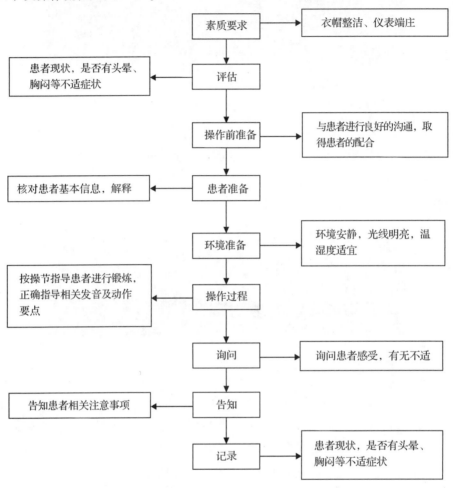

图 7-25　六字诀操作流程图

八、评分标准

六字诀操作考核评分标准见表 7-2。

表 7-2　六字诀操作考核评分标准

项目	总分	技术操作要求	评分等级			
			A	B	C	D
仪表	5	仪表端庄，服装整洁	5	3	1	0
评估	20	患者现状，是否有头晕、胸闷等不适合症状	5	3	1	0
		解释操作目的	5	3	1	0
		解释操作方法	5	3	1	0
		宣教内容正确	5	3	1	0

续表

项目	总分	技术操作要求	评分等级			
			A	B	C	D
操作前准备	5	与患者进行良好的沟通，取得患者的配合	5	3	1	0
安全与舒适	5	环境清洁、光线明亮	3	2	1	0
		协助患者取适合的姿势	2	1	0	0
操作过程	40	预备式	5	4	3	2
		嘘字诀	5	4	3	2
		呵字诀	5	4	3	2
		呼字诀	5	4	3	2
		呬字诀	5	4	3	2
		吹字诀	5	4	3	2
		嘻字诀	5	4	3	2
		告知相关注意事项	5	4	3	2
操作后	10	询问患者感受、协助患者休息	5	4	3	2
		记录，签名	5	4	3	2
评价	5	技术熟练、动作轻巧、人文关怀	5	4	3	2
理论提问	10	回答正确、全面	10	8	6	4

九、注意事项

（1）把六字诀的六个字，"嘘""呵""呼""呬""吹""嘻"记住，读字发音要准确。

（2）六字诀每个字发音时，通过缓慢、深长、均匀的呼气，可以加大肺活量，提高氧的吸收，更好地满足人体脏腑对氧气的需求，从而调整对应脏腑的功能，起到保健治疗的作用。

（3）掌握六个字的正确发音方法。发音时要先把声母的语音发出，然后带出韵母的语音，并注意在发音吐气的过程中仔细体会口型的变化和定位、气息的流动和所经过的路径，在发音吐气的实践中正确掌握发音吐气方法。开始练发音时一定要出声，在熟练掌握发音吐气方法后可逐步过渡到吐气轻声或无声的状态。

（4）身要正。身正是练功的基础，身正才能气顺，气顺身体才能轻盈、稳定、舒畅、愉悦。身正的要求是收膝、突臀、松胯、颈部大椎向后靠，自然出现头正、颈直、身正的姿态，以利于任督二脉和周身气血的畅通。

（5）体要松。练功时全身从头到脚节节放松，气随肢体放松下沉。下肢下蹲时，要求松腰、松胯、臀部后坐，膝收住不超过脚尖，起到强壮膝腿关节筋骨的作用。上肢抬举时做到舒展大方，以肩带肘、带手、上深吸气。下落时松肩、松肘、松腕、松指、深呼气。通过肢体上下起伏伸展配合呼吸，增加肢体的劲力和灵活性，提高身体活动机能。

（6）心要静。在练功时逐步把思想集中到功法动作上来，对场地周边事物，做到视而不见、听而不闻，全神贯注练功，避免杂念丛生，在此基础上把动作做到位。

（7）保持动作的舒缓圆活、动静相兼、协调配合。在整套功法练习中，做到意、气、行相随相融，一气呵成。六字诀全套练习每个字做六次呼吸，早晚各练三遍，日久必见功效。

第三节　经络养生操

一、定义

经络养生操是通过拍打和揉搓身体上的各条经络，从而促进气血循环，缓解疲劳，达到预防和保健的一种方法。经络养生操共 10 节，涉及 12 条经络，21 个穴位。

二、历史溯源

根据《黄帝内经》的记载，经络学说从远古时代留传下来。《素问·徵四失论》说："经脉十二，络脉三百六十五。"这些全都是人所共知，医生所遵循使用的。

《黄帝内经》中曾记载："经络者，所以决生死，处百病，调虚实，不可不通。"五脏的本质、现象与规律，全都由经脉隧道体现出来。经脉隧道运行气血，如果气血不和，百病就千变万化生发出来。血与气，是人生命的活力所在。邪气侵袭它，则血气不正。血气不正，则发生变化而出现病患，然而经脉，是能够决定生死，治疗百病，调节虚实的，所以要慎重地予以对待。人体的衰老从经络不通开始："万病之源源于血，百病之由由于气。经络通百病消，血液清颜如玉。"

三、适应范围

（1）本保健操中拍打手掌相当于将人的五脏六腑与腰背的经络都拍打了一遍，对手背的青筋、黑斑有疏通作用。

（2）拍打手三阴经（手太阴肺经、手厥阴心包经、手少阴心经）和手三阳经（手阳明大肠经、手少阳三焦经、手太阳小肠经）对心胸烦闷、颈椎疼痛等有很好的缓解作用。

（3）风府穴、人中穴和大椎穴这 3 个穴位，对伤风感冒、鼻炎等有非常好的预防和治疗作用。

（4）拍肩井穴和八髎对肝气忧郁及泌尿生殖系统疾病有非常好的缓解作用。

（5）大包是人体第一大络，经常揉搓可以起到疏通全身脉络、消除疲劳的作用。

（6）风市穴有预防中风、皮肤过敏的作用。

（7）肾开窍于耳，耳大肾强壮，经常上下搓拉耳朵，有非常好的补肾作用。

（8）命门穴和关元穴可以活跃我们的任督二脉，调节阴阳，增强人体免疫力。

（9）合谷穴和后溪穴对清热醒脑、通调气血，缓解一切痛症有非常好的辅助作用。

（10）拍打足三阴经（足太阴脾经、足厥阴肝经、足少阴肾经）和足三阳经（足阳明胃经、足少阳胆经、足太阳膀胱经）能增强血液循环，可有效预防脚麻和脚痛的症状。

四、禁忌证

（1）心、肺、肝胆、肾等全身脏腑衰竭者。

（2）血管瘤和全身脏腑有器质性病变者。

（3）有癌症、哮喘疾病及病史者。

（4）急性传染病患者（如乙肝传染期、肺结核、艾滋病）。

（5）有精神类疾病、抑郁症、生活不能自理者。

（6）各种出血性疾病及女士妊娠期、月经期等。

五、评估

（1）患者心理和意识状态。

（2）拍打和按摩部位的皮肤情况，如有无破损，有无感染性皮肤炎症，有无不明包块。

六、操作方法

（1）核对解释：核对患者身份，介绍自己，向患者说明经络养生操的目的、注意事项，以取得患者配合。环境安静、整洁，光线充足，关闭门窗，注意保暖，室内温度与湿度适宜。

（2）评估患者：观察局部皮肤有无破损、红肿、渗出、不明包块、皮肤病等。询问患者是否有头晕、胸闷等不适症状。

（3）第一节拍手治百病：手掌反映人的五脏，手背反映人的腰背。手心拍手背，左右手交替拍打，力度适中，共8个八拍（图7-26）。

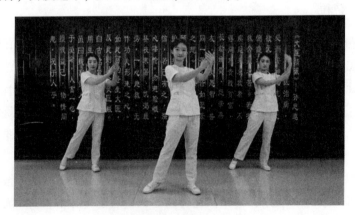

图7-26　交替拍手心手背

手三阴经位于手臂的内侧，手三阳经位于手臂外侧，阴经从上往下拍，阳经从下往上拍。先拍左侧，再拍右侧，共8个八拍（图7-27）。

（4）第二节感冒三穴通。

搓风府：风府穴位于在颈后正中入发际一寸。四指并拢，以食指齐发际线，中指着力，从左耳到右耳来回搓，共4个八拍（图7-28）。

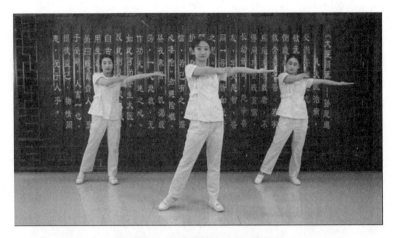

图 7-27　拍手三阴经、手三阳经

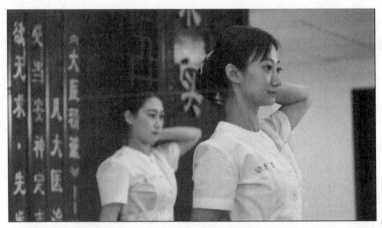

图 7-28　搓风府

搓人中：人中穴位于人体鼻唇沟的中点。用食指搓人中，同时用中指搓鼻尖的素髎穴，共 4 个八拍（图 7-29）。

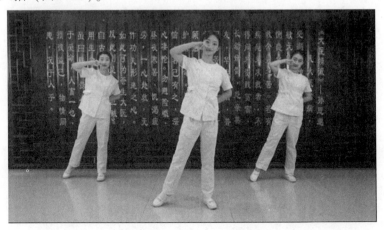

图 7-29　搓人中

搓大椎：大椎是 6 条阳经经过的地方，位于第七颈椎棘突下凹陷中。用手掌心搓脖子后面最突出的部位第七颈椎棘突下，共4个八拍（图7-30）。

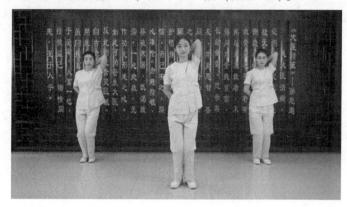

图7-30　搓大椎

（5）第三节拍肩井八髎：肩井穴位于大椎与肩峰端连线的中点上，前直对乳中。八髎又称上、次、中、下髎，分别在第一、二、三、四骶后孔中。一只手拍肩井穴，一只手拍腰下的八髎，共4个八拍（图7-31）。

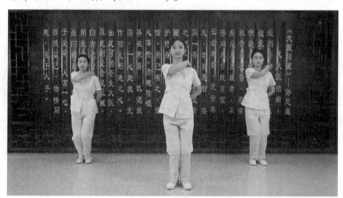

图7-31　拍肩井八髎

（6）第四节双手揉大包：大包穴是足太阴脾经的穴位之一，位于在侧胸部，腋中线上，当第六肋间隙处。这个动作最关健的是头尽量向后转，肘关节尽可能向后拉伸，共8个八拍（图7-32）。

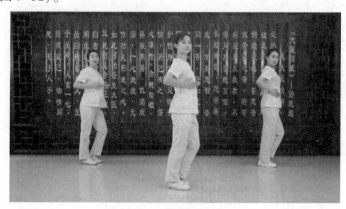

图7-32　双手揉大包穴

（7）第五节摇肩打风市：风市穴位于大腿外侧的中线上，腘横纹水平线上七寸，既直立时，双手下垂于体侧，中指尖所到处即是。打风市有预防中风、皮肤过敏的作用，做这个动作还可有效防止肩周炎的发生，共4个八拍（图7-33）。

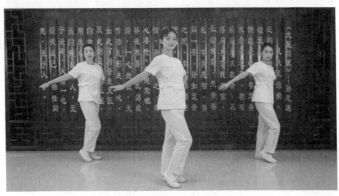

图7-33 摇肩打风市

（8）第六节耳部强肾法：用双手中指和食指夹住双耳上下揉搓，4个八拍（图7-34）。

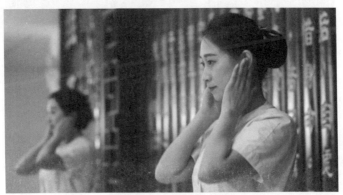

图7-34 揉搓双耳

再用拇指和食指夹住耳郭向外拉伸，4个八拍（图7-35）。

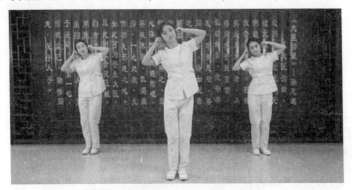

图7-35 拉伸耳郭

（9）第七节拍关元命门：关元位于脐下三寸，命门位于腰部后正中线上，第二腰椎棘突下凹陷中，共4个八拍（图7-36）。

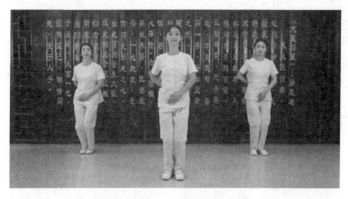

图 7-36　拍关元命门

（10）第八节捶合谷后溪：合谷穴位于手背的虎口处，第一掌骨与第二掌骨之间的凹陷处；后溪穴位于微握拳，第五掌关节后尺侧的近端掌横纹头赤白肉际。互相捶打这两个穴位，共 4 个八拍（图 7-37）。

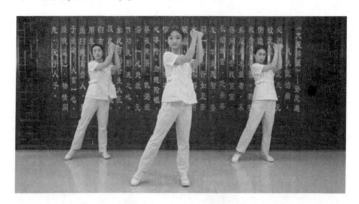

图 7-37　捶合谷后溪

（11）第九节拍足三阴经、足三阳经：双手先拍下肢两侧前缘的足太阴脾经和足阳明胃经，2 个八拍；再拍下肢两侧正中的足厥阴肝经和足少阳胆经，2 个八拍；用同侧单手拍下肢后正中的足太阳膀胱经，2 个八拍；再用对侧手拍下肢内侧后缘的足少阴肾经，2 个八拍。单侧下肢共拍 8 个八拍，对侧下肢同上（图 7-38）。

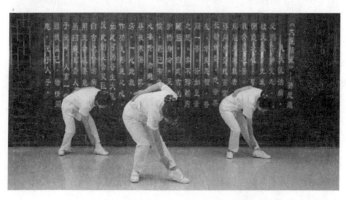

图 7-38　拍足三阴经、足三阳经

（12）第十节一天抖三抖：血压低的手放在百会穴上方抖，血压高的手放在脐下气海关元处抖，血压正常的手放在中间平膻中穴抖，共 6 个八拍（图 7-39）。

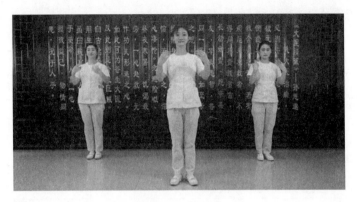

图 7-39　抖手法

七、操作流程

经络养生操操作流程见图 7-40。

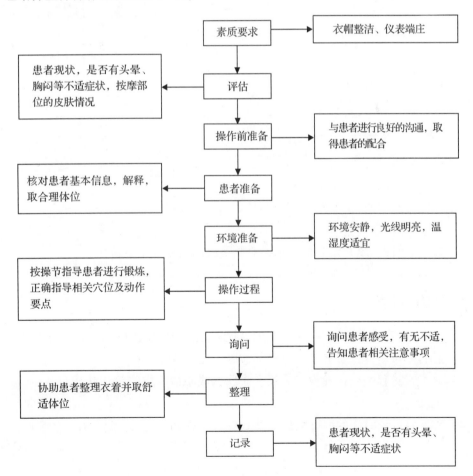

图 7-40　经络养生操操作流程图

八、评分标准

经络养生操操作考核评分标准见表7-3。

表7-3　经络养生操操作考核评分标准

项目	总分	技术操作要求	评分等级			
			A	B	C	D
素质要求	2	仪表端庄，服装整洁	2	1	0	0
评估	10	患者现状，是否有头晕、胸闷等不适合症状，按摩部位的皮肤情况	4	3	2	1
		解释操作目的及方法	3	2	1	0
		宣教内容正确	3	2	1	0
操作前准备	5	与患者进行良好的沟通，取得患者的配合	5	3	1	0
安全与舒适	6	环境清洁、光线明亮	3	1	0	0
		协助患者取适合的姿势	3	1	0	0
操作过程	55	拍手治百病	5	4	3	2
		感冒三穴通	5	4	3	2
		拍肩井八髎	5	4	3	2
		双手揉大包	5	4	3	2
		摇肩打风市	5	4	3	2
		耳部强肾法	5	4	3	2
		拍关元命门	5	4	3	2
		捶合谷后溪	5	4	3	2
		拍足三阴经足三阳经	5	4	3	2
		一天抖三抖	5	4	3	2
		告知相关注意事项	5	4	3	2
操作后	7	询问患者感受，协助患者休息	5	4	3	2
		记录，签名	2	1	0	0
评价	5	技术熟练、动作轻巧、人文关怀	5	4	3	2
理论提问	10	回答正确、全面	10	8	6	4

九、注意事项

（1）拍打和按摩部位的皮肤应完好无破损，无感染性皮肤炎症，无不明包块。

（2）拍打和按摩部位应准确，以局部酸胀、皮肤微红为宜。

（3）在做操过程中，如发现有头痛、头胀，或心慌、胸闷等症状，应减少锻炼量，或暂时终止锻炼。

（4）在经过一段时间的锻炼之后，感到舒适、清脑和放松，此为有效的反应。

第四节 眩晕操

一、定义

眩晕操是通过对颈部的肌肉及韧带进行强化训练，增强肌肉及韧带的功能，以达到缓解患者眩晕症状的一种方法。

二、历史溯源

眩晕操是由 Mckenzie 操和 Pilates 技术演变而来的。眩晕操通过锻炼颈部肌肉及韧带，可改善颈动力平衡失调，同时与穴位按摩相结合，以起到活血化瘀、疏通经络的作用，从而改善颈椎静力平衡，缓解神经根水肿、充血、椎动脉痉挛、供血不足的症状，最终可改善患者的眩晕症状。

三、适应范围

眩晕非发作期。

四、禁忌证

（1）颈肩部骨折、肌力异常及关节活动度受限。

（2）眩晕发作期。

五、评估

（1）评估患者的颈肩部有无骨折、肌力是否正常、关节活动度是否良好。

（2）患者是否处于眩晕发作期。

六、操作要点

（1）核对患者身份，介绍自己，向患者说明眩晕操的目的、注意事项，以取得患者配合。

（2）环境准备，关闭门窗、注意保暖，室内温度与湿度适宜。

（3）评估患者，评估患者颈肩部是否有骨折，肌力是否正常，关节活动度是否良好，是否处于眩晕发作期。

（4）预备动作：两脚分开与肩同宽，两臂自然下垂，全身放松，两眼平视，均匀呼吸，站坐均可（图 7-41）。

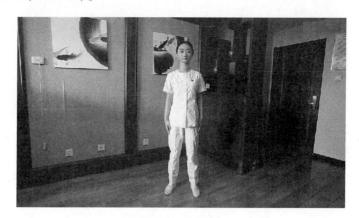

图 7-41　预备动作

（5）双掌擦颈：十指交叉贴于后颈部，左右来回摩擦 100 次（图 7-42）。

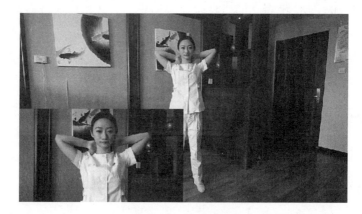

图 7-42　双掌擦颈

（6）左顾右盼：头先向左后向右转动 30 次，幅度宜大，以自觉酸胀为好（图 7-43）。

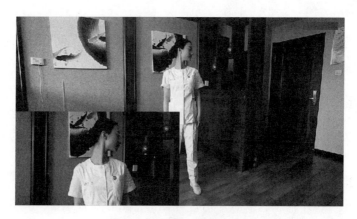

图 7-43　头部"左顾右盼"

（7）前后点头：头先前再后，前俯时颈项尽量前身拉长，共 30 次（图 7-44）。

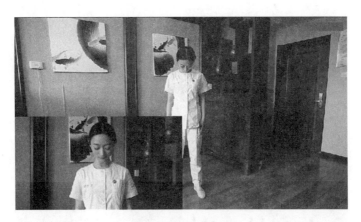

图 7-44　前后点头

（8）旋臂舒颈：双手置两侧肩部，掌心向下，两臂先由后向前旋转 30 次，再由前向后旋转 30 次（图 7-45）。

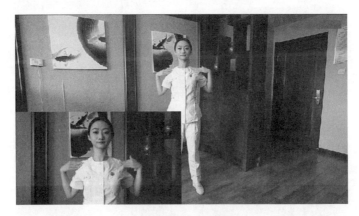

图 7-45　旋臂舒颈

（9）颈项争力：两手紧贴大腿两侧，两腿不动，头转向左侧时，上身旋向右侧，头转向右侧时，上身旋向左侧，共 10 次（图 7-46）。

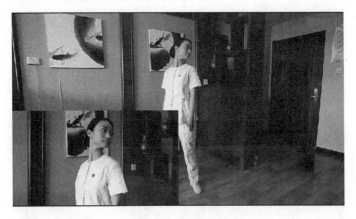

图 7-46　颈项争力

（10）摇头晃脑：头先转向左侧，一前一后旋转 5 次，头再转向右侧，一前一后旋转 5 次（图 7-47）。

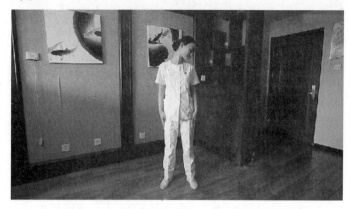

图 7-47 摇头晃脑

（11）头手相抗：双手交叉紧贴后颈部，用力顶头颈，头颈应向后用力，相互抵抗 5 次（图 7-48）。

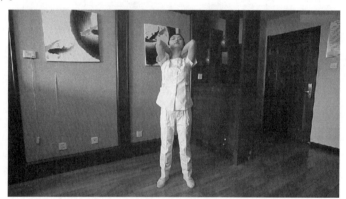

图 7-48 头手相抗

（12）翘首望月：头用力左旋、并尽量后仰，眼看左上方 5 秒，复原后，再旋向右，看右上方 5 秒（图 7-49）。

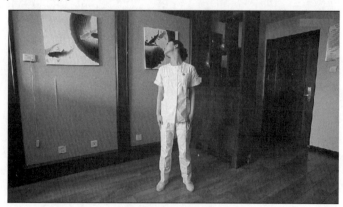

图 7-49 翘首望月

（13）双手托天：双手上举过头，掌心向上，仰视手背 5 秒（图 7-50）。

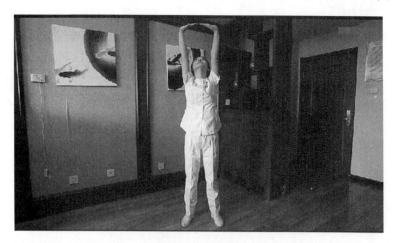

图 7-50　双手托天

（14）放眼观景：手收回胸前，右手在外，劳宫穴相叠，虚按膻中，眼看前方 5 秒，收操（注：劳宫穴位于中指及无名指往下延伸交会的凹陷处，位置大约在握拳时，中指点于掌心的位置。膻中穴位于两乳头连线中点）（图 7-51）。

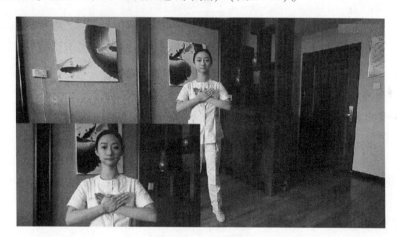

图 7-51　放眼观景

（15）查看患者有无头痛、头胀、心慌、胸闷、气短等不适症状。

（16）询问患者是否有不适的感觉，协助患者休息。

（17）记录操作的时间、操作者和患者操作后的反应。

七、操作流程

眩晕操操作流程见图 7-52。

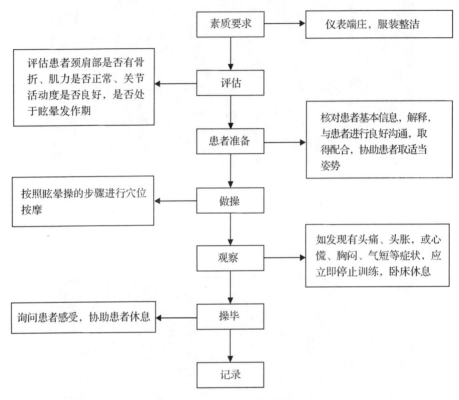

图 7-52 眩晕操操作流程图

八、评分标准

眩晕操操作考核评分标准见表 7-4。

表 7-4 眩晕操操作考核评分标准

项目	总分	技术操作要求	评分等级			
			A	B	C	D
素质要求	5	仪表端庄，服装整洁	5	4	3	2
评估	10	患者颈肩部是否有骨折、肌力是否正常、关节活动度是否良好，是否处于眩晕发作期	4	3	2	1
		解释操作目的及方法	3	2	1	0
		宣教内容正确	3	2	1	0
患者准备	4	与患者进行良好的沟通，取得患者的配合	4	3	2	1
安全与舒适	4	环境清洁、光线明亮	2	1	0	0
		协助患者取适合的姿势	2	1	0	0

项目	总分	技术操作要求	评分等级			
			A	B	C	D
操作过程	57	做好预备动作，全身放松	5	4	3	2
		双掌擦颈	5	4	3	2
		左顾右盼	5	4	3	2
		前后点头	5	4	3	2
		旋臂舒颈	5	4	3	2
		颈项争力	5	4	3	2
		摇头晃脑	5	4	3	2
		头手相抗	5	4	3	2
		翘首望月	5	4	3	2
		双手托天	5	4	3	2
		放眼观景	5	4	3	2
		告知相关注意事项	2	1	0	0
观察	2	观察患者有无不适症状	2	1	0	0
操作后	5	询问患者感受，协助患者休息	3	2	1	0
		记录，签名	2	1	0	0
评价	3	技术熟练、动作轻巧、人文关怀	3	2	1	0
理论提问	10	回答正确、全面	10	8	5	3

九、注意事项

（1）活动的幅度应适宜，不要幅度过大，以不感到疼痛为宜。

（2）活动的强度应适宜，以活动过后不觉疲乏为宜。

（3）在经过一段时间的锻炼之后，感到舒适、清脑和放松，此为有效的表现。

（4）眩晕操只可作为减轻眩晕的辅助措施，不可替代药物的作用。

（5）在做操过程中，如发现有头痛、头胀，或心慌、胸闷、气短等症状，应立即停止训练，卧床休息。

第五节　降压操

一、定义

降压操是根据中医"潜阳熄风"的理论，通过对太阳、百会、风池等穴位加以按摩，可以调整微血管的收缩和舒张，解除小动脉痉挛，从而疏通气血、调和阴阳，以达到预防和治疗高血压的一种方法。

二、历史溯源

降压操是根据"潜阳熄风"的原理，对中医引导术、按摩学、养生学进行改编整理，通过患者自我点穴按摩太阳、百会、风池、曲池、内关、足三里等穴位的一种保健操。《素问·气府论》和《灵枢·海论》中认为穴位是"脉气所发"，其与经络、气血和脏腑的活动密切相关，通过按、摩、推、拿、揉等不同的手法刺激人体体表的穴位，能疏通经络、通达气血、改善阴阳平衡，从而扶正祛邪，达到调节血压的目的。同时，现代医学也证实刺激穴位可使人体内的神经细胞和肌细胞兴奋，从而调节交感神经和迷走神经的功能，解除小动脉痉挛、加强血管舒张功能、改善微循环和新陈代谢。能够降低血清胆固醇、甘油三脂和血液黏稠度，改善微循环，提高细胞的携氧能力，可以有效地降低血压。

三、适应范围

原发性高血压。

四、禁忌证

（1）按摩部位的皮肤出现红肿、破溃。
（2）感染性皮肤炎症。

五、评估

（1）主要临床表现、既往史。
（2）按摩部位的皮肤情况。

六、操作要点

（1）评估患者，做好解释。
（2）环境准备，光线明亮，室内温度与湿度适宜。

（3）观察患者局部皮肤有无破损、红肿、渗出，皮肤病等。询问患者是否有头晕、胸闷等不适症状。

（4）预备动作：端坐椅子上或身体自然站立，目光正视前方，双臂自然下垂，双腿分开（双脚距离等同于肩膀的宽度），膝关节自然弯曲成90°，放松心态，调匀呼吸（图7-53）。

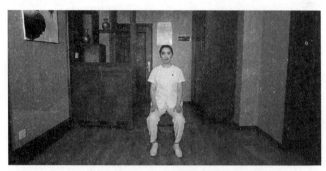

图7-53　预备动作

（5）按揉太阳穴：双手食指按揉双侧太阳穴，顺时针按揉1周为1拍，以按揉32拍为宜（太阳穴：眉梢与外目眦之间向后一横指的凹陷中）（图7-54）。

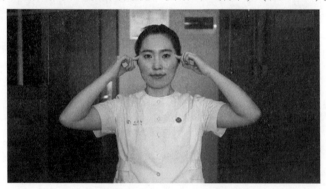

图7-54　按揉太阳穴

（6）按摩百会穴：用手掌紧贴百会穴按摩，顺时针按揉1周为1拍，以按揉32拍为宜（百会穴：头部前发迹正中直上5寸）（图7-55）。

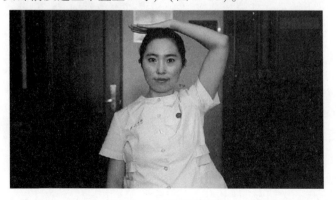

图7-55　按摩百会穴

（7）按揉风池穴：用双手拇指按揉双侧风池穴，顺时针按揉 1 周为 1 拍，以按揉 32 拍为宜（风池穴：颈后区，枕骨之下，胸锁乳突肌上端与斜方肌上端之间的凹陷中）。（图 7-56）

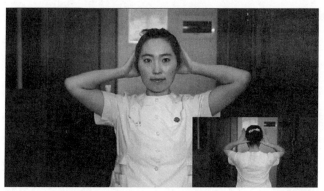

图 7-56　按揉风池穴

（8）摩头清脑：双手五指自然分开，用小鱼际从前额向耳后按摩，从前至后弧线行走 1 次为 1 拍，以按摩 32 拍为宜（图 7-57）。

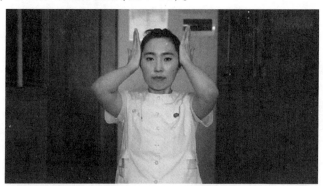

图 7-57　摩头清脑

（9）擦颈：用左手掌大鱼际擦抹右颈部胸锁乳突肌，再换右手擦左颈，摩擦 1 次为 1 拍，以摩擦 32 拍为宜（图 7-58）。

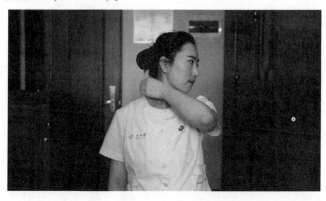

图 7-58　擦颈

（10）揉曲池穴：用大拇指按揉曲池穴，先用右手按揉左臂曲池穴，再换左手按揉右臂曲池穴，顺时针按揉1周为1拍，以按揉32拍为宜（曲池穴：肘横纹外侧端，屈肘，尺泽与肱骨外髁连线中点）（图7-59）。

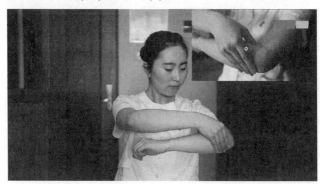

图7-59 揉曲池穴

（11）揉关宽胸：用大拇指按揉内关穴，先用右手按揉左臂内关穴，再换左手按揉右臂内关穴，顺时针方向按揉1周为1拍，以按揉32拍为宜（内关穴：掌侧腕横纹上2寸，掌长肌腱与桡侧腕屈肌腱之间）（图7-60）。

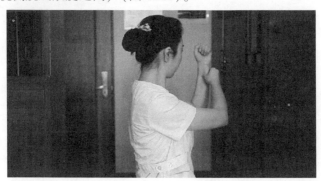

图7-60 揉关宽胸

（12）引血下行：用双手拇指按揉左右小腿的足三里穴，顺时针按揉1周为1拍，以按揉32拍为宜（足三里穴：犊鼻穴下三寸，胫骨前脊外一横指处）（图7-61）。

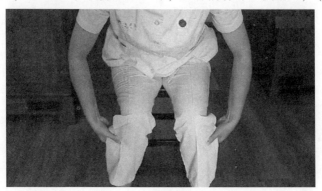

图7-61 按揉足三里穴

（13）扩胸调气：双手放松下垂，然后握空拳，屈肘抬至肩高，向后扩胸，最后放松还原（图 7-62）。

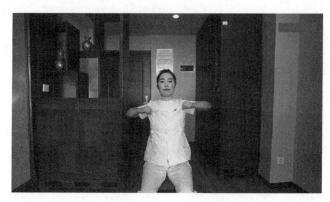

图 7-62　扩胸调气

（14）告知患者按摩部位应准确，以局部酸胀、皮肤微红为宜。

（15）查看患者有无头痛、头胀、心慌、胸闷、气短等不适症状。

（16）询问患者是否有不适的感觉，协助患者休息。

（17）记录操作的时间、操作者和患者操作后的反应。

七、操作流程

降压操操作流程见图 7-63。

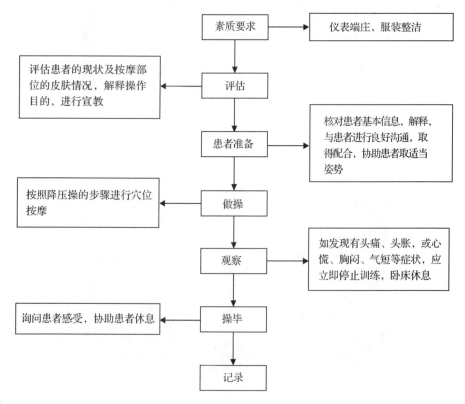

图 7-63　降压操操作流程图

八、评分标准

降压操操作考核评分标准见表7-5。

表7-5　降压操操作考核评分标准

项目	总分	技术操作要求	评分等级			
			A	B	C	D
素质要求	5	仪表端庄，服装整洁	5	3	1	0
评估	10	患者现状，是否有头晕、胸闷等不适应症状，按摩部位的皮肤情况	4	3	2	1
		解释操作目的及方法	3	2	1	0
		宣教内容正确	3	2	1	0
患者准备	5	与患者进行良好的沟通，取得患者的配合	5	3	1	0
安全与舒适	8	环境清洁、光线明亮	3	1	0	0
		协助患者取适合的姿势	5	3	0	0
操作过程	52	做好预备动作，全身放松	5	4	3	0
		按揉太阳穴	5	4	3	0
		按摩百会穴	5	4	3	0
		按揉风池穴	5	4	3	0
		摩头清脑	5	4	3	0
		擦颈	5	4	3	0
		揉曲池穴	5	4	3	0
		揉关宽胸	5	4	3	0
		引血下行	5	4	3	0
		扩胸调气	5	4	3	0
		告知相关注意事项	2	1	0	0
观察	2	观察患者有无不适症状	2	1	0	0
操作后	7	询问患者感受，协助患者休息	5	4	3	0
		记录，签名	2	1	0	0
评价	5	技术熟练、动作轻巧、人文关怀	5	4	3	0
理论提问	6	回答正确、全面	6	4	2	0

九、注意事项

（1）按摩部位应准确，以局部酸胀、皮肤微红为宜。

（2）在经过一段时间的锻炼之后，感到舒适、清脑和放松，此为有效的表现。

（3）降压操只可作为控制血压的辅助措施，不可替代降压药物的作用。

（4）在做操过程中，如发现有头痛、头胀，或心慌、胸闷等症状，应减少锻炼量，或暂时终止锻炼。

第八章　其他类技术

第一节　耳穴贴压技术

一、定义

耳穴贴压技术是在耳针疗法的基础上发展起来的一项保健方法，是用胶布将王不留行籽或其他药豆准确地贴压于耳部穴位上，给予适度的揉捏按压，以刺激穴位的反应点，通过疏通经络，调节脏腑气血功能，以达到防治疾病目的的一种方法。

二、历史溯源

运用耳穴诊治疾病的历史已相当悠久。历代医学文献也有介绍用针、灸等方法刺激耳郭以防治疾病。在 2000 多年前，《黄帝内经·灵枢》记载"耳者，宗脉之所聚也"就运用耳郭诊断、治疗和预防疾病。1958 年法国医学博士诺基尔发现并首次提出耳郭形如"胚胎倒影"的耳穴图。1995 年美国国际耳穴培训中心提出耳穴近脑学说，耳穴作用原理与中枢神经、自主神经、体液系统、免疫系统、遗传系统、病理形态系统有关，充实了耳穴诊治疾病的原理。

三、适应范围

（1）不寐、暴聋、紫癜风、消渴病、痛经等。
（2）腹痛、关节痛、扭挫伤等。
（3）预防保健。

四、禁忌证

（1）耳部有炎症、破溃、冻伤。
（2）对胶布及酒精、药物过敏。
（3）习惯性流产的孕妇。
（4）严重心脏病。
（5）妊娠期慎用。

五、评估

（1）主要临床表现、既往史。
（2）对疼痛的耐受程度及配合程度。

（3）耳部是否有炎症、破溃、冻伤。

（4）女性是否妊娠期，是否有习惯性流产。

（5）有无胶布及酒精、药物过敏史。

六、物品准备

器具与材料：无菌棉签、探棒、王不留行籽贴板、镊子、弯盘、手表、75%酒精等（图 8-1）。

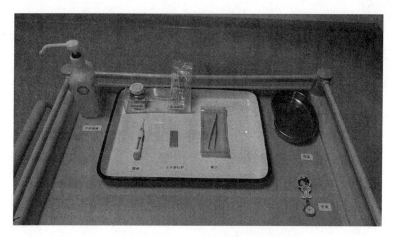

图 8-1　耳穴贴压技术所需备品

七、操作方法

（1）核对医嘱，评估患者，做好解释。

（2）备齐用物，环境准备。

（3）患者最好取坐位，耳部向光。

（4）遵医嘱选取穴位。

（5）用75%酒精消毒耳部皮肤（消毒范围视耳部大小而定）。

（6）用镊子夹取王不留行籽贴，贴于耳部相应的穴位上。并询问患者感受。

（7）记录时间。患者自行适度按压埋豆每日 3~5 次，每次 1~2 分钟，力度以患者能够耐受为宜。

（8）取豆，用镊子夹取胶布一角，将其取下。75%酒精消毒耳部皮肤。

（9）观察耳部皮肤有无红肿、破溃、水疱等情况。

（10）治疗时间及疗程：夏季保留时间为 1~3 日，春秋季 3~5 日，冬季 5~7 日，一般 2 周为 1 个疗程。

八、操作流程

耳穴贴压技术操作流程见图 8-2。

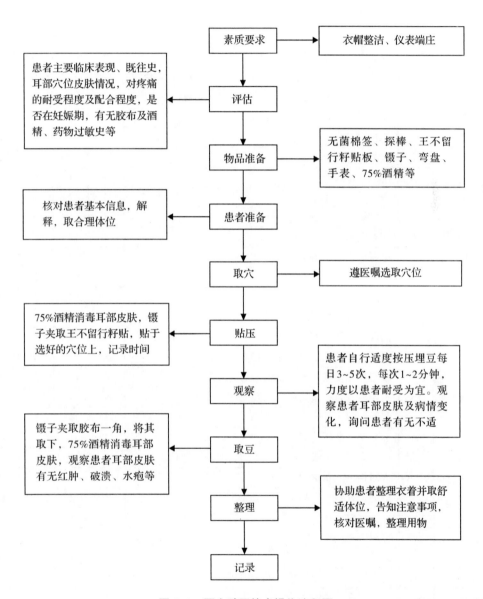

图 8-2　耳穴贴压技术操作流程图

九、评分标准

耳穴贴压技术操作考核评分标准见表 8-1。

表 8-1 耳穴贴压技术操作考核评分标准

项目	总分	技术操作要求	评分等级			
			A	B	C	D
素质要求	2	仪表端庄，服装整洁	2	1	0	0
评估	10	主要临床表现、既往史，对疼痛的耐受及配合程度，耳部穴位皮肤情况，女性是否在妊娠期，有无胶布、酒精及药物过敏史等	4	3	2	1
		解释操作目的及方法	3	2	1	0
		宣教内容正确	3	2	1	0
操作前准备	5	洗手，戴口罩	2	1	0	0
		备齐并检查用物	3	2	1	0
安全与舒适	8	环境清洁、光线明亮	2	1	0	0
		核对医嘱	3	2	1	0
		患者取合适、舒适、安全体位	3	2	1	0
操作过程	55	核对医嘱	4	3	2	1
		取穴准确	6	4	2	0
		常规消毒耳部皮肤，面积符合要求	5	4	3	2
		用镊子夹取王不留行籽贴	5	4	3	2
		贴于相应的穴位上，贴敷稳妥	5	4	3	2
		观察耳部皮肤情况，询问患者有无不适	4	3	2	1
		指导患者自行按压的方法及频率	5	4	3	2
		留置期间，观察及时、准确	4	3	2	1
		计时准确贴压完毕	2	1	0	0
		贴压完毕，用镊子取下王不留行籽贴并评估皮肤	5	4	3	2
		告知相关注意事项	5	4	3	2
		协助患者整理衣物，取舒适体位	3	2	1	0
		再次核对医嘱	2	1	0	0
操作后	5	整理用物，洗手	3	2	1	0
		记录，签名	2	1	0	0
评价	5	技术熟练、动作轻巧、人文关怀	5	4	3	2
理论提问	10	回答正确、全面	10	8	6	4

十、注意事项

（1）告知患者避免过度重按，以防皮肤破损感染。

（2）留籽期间应注意保持耳部清洁干燥，避免潮湿导致压籽脱落。

（3）保留时间为夏季 1~3 日，春秋季 3~5 日，冬季 5~7 日。如有潮湿、脱落及时更换。

（4）告知患者每日自行按压 3~5 次，每次 1~2 分钟，以加强疗效。

（5）如果局部有酸麻胀痛的感觉为中医的"得气"，属于正常现象。

（6）耳穴埋豆后如耳郭皮肤出现红肿、破溃、水疱等不适症状，即刻去除胶布及药物，并及时就诊。

（7）过度饥饿、疲劳、精神高度紧张、年老体弱、孕妇按压力度宜轻。急性疼痛性病症患者宜重手法强刺激。

十一、案例分享

暴聋（突发性耳聋）

暴聋是指耳内骤感胀闷堵塞，听力急剧下降的急性耳病。其特征为单耳发病，或伴耳鸣、眩晕、恶心、呕吐等症状。情志、劳累、感寒等因素均可诱发或加重本病。

（1）辨证施护：证属肝火上炎之证者，施以清肝泻火之法。

（2）中医护理适宜技术：耳穴贴压技术。

（3）贴压穴位：神门、内耳、肝。

（4）操作：按耳穴贴压技术操作步骤进行耳穴贴压（图 8-3）。告知患者每日自行按压 3~5 次，每次 1~2 分钟。保留时间为夏季 1~3 日，春秋季 3~5 日，冬季 5~7 日，一般 2 周为 1 个疗程。

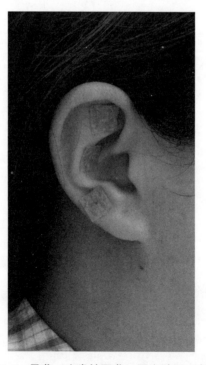

图 8-3　暴聋（突发性耳聋）耳穴贴压示意图

第二节　眼周压豆技术

一、定义

眼周压豆技术是将王不留行籽压于眼部相应的穴区，给予适度的按压，通过刺激眼周相应穴区，激发和疏通经脉气血，从而达到治疗疾病目的的一种方法。

二、历史溯源

《灵枢·大惑论》曰："五脏六腑之精气，皆上注于目而为之精。"五轮学说源于《内经》，是在五行、藏象学说的影响下接物比类推衍而成，是阐述眼与脏腑之间关系的独特的理论和辨证方法。八廓学说是以脏腑学说为基础逐渐发展过来的，后引入中医目诊的一种基本理论，早在《灵枢·九宫八风》就有模拟后天八卦的"八卦藏象"，把九宫中除中央外的其他八个方位，分别于八个脏腑联系。后世医家独特的五轮八廓学说，将眼睛各部分与脏腑相联系，借此说明生理病理机制。彭静山教授通过观察眼的白睛脉络变化能反映脏腑的疾病，联系五轮八廓学说创立眼针分区，将眼周分成 8 个区，13 个穴位，继而创立眼针疗法，在眼眶周围针刺以调整脏腑、治疗各种疾病。眼周压豆理论是依据彭静山教授眼针理论演变而来的。

三、适应范围

（1）白涩病（干眼）、肝劳（视疲劳）等。

（2）头痛、眶上神经痛。

（3）视神经疾病。

（4）近视眼、弱视。

（5）眼肌麻痹。

四、禁忌证

（1）眼部周围皮肤有破溃、炎症。

（2）对胶布、酒精、皮肤高度过敏。

（3）合并感染及出血。

（4）妊娠或哺乳期。

（5）颅内占位病变及脑血管意外。

（6）合并心血管、肝、肾及消化、造血系统等严重疾病。

五、评估

（1）主要临床表现、既往史。

（2）对疼痛的耐受程度及配合程度。

（3）眼部皮肤有无破溃、炎症等。

（4）是否在妊娠期，有无出血性疾病等。

（5）有无药物过敏史及皮肤过敏史。

六、物品准备

器具与材料：王不留行籽贴板、无菌棉签、探棒、镊子、弯盘、手表、75%酒精（图 8-4）。

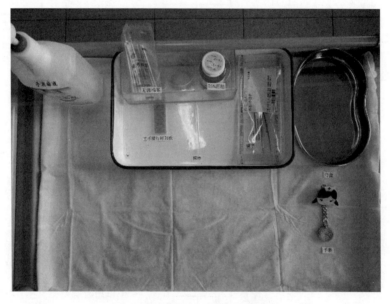

图 8-4　眼周压豆技术所需备品

七、操作方法

（1）核对医嘱，评估患者，做好解释。

（2）备齐用物，环境准备。病室环境安静整洁、光线明亮。

（3）协助患者取舒适体位，充分暴露眼部取穴部位皮肤。

（4）持探棒由内至外寻找敏感点。

（5）75%酒精消毒眼周皮肤，自上而下、由内到外，待干。

（6）用镊子夹取王不留行籽，贴于眼部相应的穴位上，按压力度适宜，并询问患者感受。

（7）询问患者有无不适，观察皮肤情况。

（8）记录时间，患者自行适度按压穴位每日 3~5 次，每个穴位按压 30 次。双眼同时或交替按压，力度以患者能耐受为宜。

（9）取豆，用镊子夹取胶布一角，将其取下，75%酒精消毒眼周皮肤。

（10）观察眼周皮肤有无红肿、破溃、过敏等情况。

（11）治疗时间及疗程：一般 15 日为 1 个疗程，治疗满 1 个疗程后评定疗效。

八、操作流程

眼周压豆技术操作流程见图 8-5。

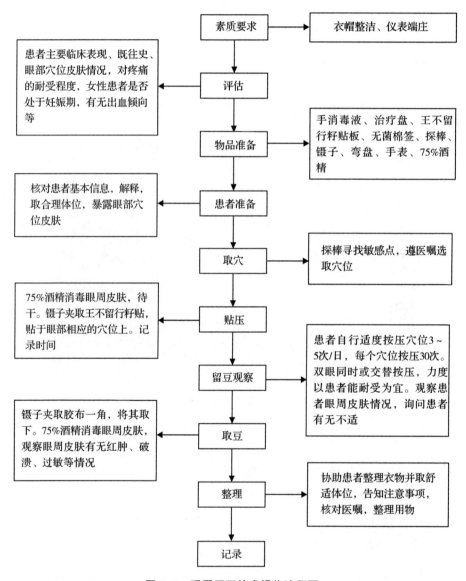

图 8-5　眼周压豆技术操作流程图

九、评分标准

眼周压豆技术操作考核评分标准见表8-2。

表8-2 眼周压豆技术操作考核评分标准

项目	总分	技术操作要求	评分等级			
			A	B	C	D
仪表	2	仪表端庄，服装整洁	2	1	0	0
评估	10	主要临床表现、既往史、眼部穴位皮肤情况，对疼痛的耐受程度，女性患者是否处于妊娠期，有无出血倾向等	4	3	2	1
		解释操作目的及方法	3	2	1	0
		宣教内容正确	3	2	1	0
操作前准备	5	洗手，戴口罩	2	1	0	0
		备齐并检查用物	3	2	1	0
安全与舒适	8	环境清洁、光线明亮	2	1	0	0
		核对医嘱	3	2	1	0
		患者取合理、舒适、安全体位	3	2	1	0
操作过程	55	核对医嘱	4	3	2	1
		持探棒由内向外寻找敏感点	3	2	1	0
		取穴准确	6	4	2	0
		常规消毒眼部皮肤，面积符合要求	6	4	3	2
		用镊子夹取王不留行籽贴，贴于相应的穴位上，贴敷牢固	6	5	4	3
		观察眼周皮肤情况，询问患者有无不适	6	5	4	3
		指导患者自行按压的方法及力度	8	6	4	3
		留置期间，观察及时、准确	4	3	2	1
		贴压完毕，镊子取下王不留行籽贴并评估皮肤	2	1	0	0
		告知相关注意事项	5	4	3	2
		协助患者整理衣物、舒适体位、整理床单位	3	2	1	0
		再次核对医嘱	2	1	0	0
操作后	5	整理用物，洗手	3	2	1	0
		记录，签名	2	1	0	0
评价	5	技术熟练、动作轻巧、人文关怀	5	4	3	2
理论提问	10	回答正确、全面	10	8	6	4

十、注意事项

（1）穴位刺激强度以患者情况而定，年老体弱者用轻刺激法。

（2）告知患者避免过度重按，以防皮肤破溃。

（3）压豆期间，应防止胶布潮湿和污染。

（4）眼周皮肤避免沾水，以防压豆脱落。

（5）如眼周皮肤出现红肿、破溃等不适症状，即可去除胶布，并及时就诊。

（6）对胶布过敏者，局部出现红色粟粒样丘疹并伴痒感，可改用脱敏胶布。

（7）告知患者用拇指或食指指腹垂直按压穴位，出现痛、麻、胀及穴位潮红为度。

（8）眼周压豆期间要定期评估疗效，要因人因证加减穴位，改进操作手法，做好健康宣教。

（9）眼周压豆后避免食用冷饮、辛辣等食物。

十一、案例分享

肝劳

肝劳是由多种原因引起的一组疲劳综合征。是指过用目力或目力不足而出现视物不能持久，久则视物昏花、眼胀、头痛为主要表现的疾病。

（1）辨证施护：证属阴虚火旺之证者，施以滋阴降火、益精明目之法。

（2）中医护理适宜技术：眼周压豆技术。

（3）施针穴位：肝区、肾区、攒竹、鱼腰、丝竹空、承泣、太阳等穴。

（4）操作：按眼周压豆技术操作步骤进行眼周压豆。15日为1个疗程（图8-6）。

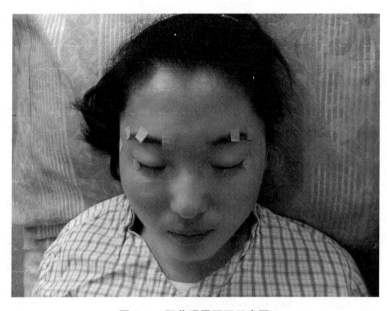

图8-6　肝劳眼周压豆示意图

第三节　中药超声雾化吸入技术

一、定义

超声雾化吸入技术为气雾吸入疗法的一种。是利用超声的空化作用，使液体在气相中分散，将药液变成雾状颗粒（气溶胶），通过吸入直接作用于呼吸道病灶局部的一种方法。超声雾化器产生的气雾，因其雾量大，雾滴小（直径为 $1\sim8\mu m$）而均匀，吸入时可深达肺泡，从而使药液在呼吸道深部沉积。中药超声雾化吸入，可使药物直达病所，经黏膜吸收后起到止哮平喘、化痰降逆、清热养阴、明目通玄府等作用，达到治疗疾病或者缓解症状之目的。

二、历史溯源

中药雾化吸入治疗疾病在中医中已有悠久的历史。古代医籍《医学正传》中，就有胡荽加酒煮沸，以其香气治疗痘疹；莨菪和热水共置瓶中，嘴含瓶口以其气雾化治疗牙虫等记载。近年来，更有不少新型中药雾化剂应用于临床，因起效迅速，作用安全，而广泛被采纳使用。

三、适应范围

（1）肺炎、哮病、喘病、喉炎、急慢性咽炎、外感发热等。
（2）鼻炎、鼻窦炎、鼻干燥综合征等。

四、禁忌证

（1）急性肺水肿、咳血。
（2）严重心脑血管疾病。
（3）中药过敏。
（4）自发性气胸及肺大疱患者应慎用。

五、评估

（1）主要临床表现、既往史。
（2）呼吸状态、心理状态及配合程度。
（3）有无药物过敏史。

六、物品准备

（1）器具与材料：螺纹管、面罩或口含嘴、无菌纱布、治疗巾、弯盘、注射器、超声雾化机、洗手液、蒸馏水等（图8-7）。

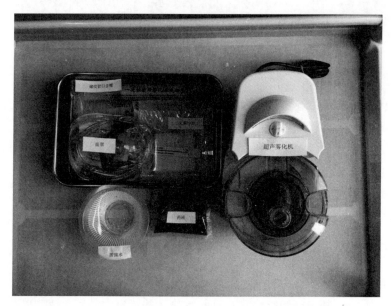

图8-7　中药超声雾化吸入技术所需备品

（2）药品：药液。

七、操作方法

（1）雾化器准备：连接电源，检查仪器性能，将超声雾化吸入器主机与各附件连接；在水槽内加入冷蒸馏水或灭菌注射用水，至浮标浮起，要求浸没雾化罐底部的透声膜。

（2）药液准备：将中药药液稀释至20～50mL后加入雾化罐内，检查无漏水，雾化罐放入水槽内，盖紧水槽盖。

（3）核对医嘱、评估患者、做好解释

（4）备齐用物、环境准备，室内温、湿度适宜。

（5）患者取舒适体位，如坐位、半坐位。

（6）接通电源，打开电源开关，预热3～5分钟。调整定时开关至15～20分钟处指示灯亮后，调节雾量开关至合适雾量。

（7）气雾喷出后，协助患者将口含嘴放入口中，（用面罩亦可）指导患者闭嘴，深而慢地吸气，用嘴吸气，用鼻呼气，勿吞咽。

（8）治疗毕，取下口含嘴（或面罩），关闭雾化开关，再关电源开关。再次核对。

（9）观察患者有无过敏及不适等症状。

（10）治疗时间与疗程：遵医嘱每日治疗1次，7次为1个疗程，治疗满1个疗程后评定疗效。特殊情况，遵医嘱酌情增减次数。

八、操作流程

中药超声雾化吸入技术操作流程见图 8-8。

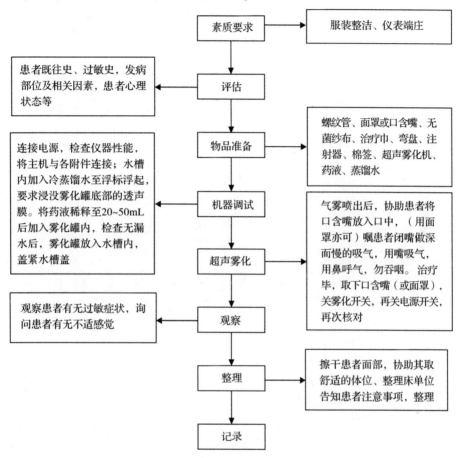

图 8-8 中药超声雾化吸入技术操作流程图

九、评分标准

中药超声雾化吸入技术操作考核评分标准见表 8-3。

表 8-3 中药超声雾化吸入技术操作考核评分标准

项目	总分	技术操作要求	评分等级			
			A	B	C	D
素质要求	2	仪表端庄,服装整洁	2	1	0	0
评估	10	主要临床表现、既往史、过敏史、证候主症,发病部位及相关因素	4	3	2	1
		解释操作目的及方法	3	2	1	0
		宣教内容正确	3	2	1	0

续表

项目	总分	技术操作要求	评分等级			
			A	B	C	D
操作前准备	5	洗手，戴口罩	2	1	0	0
		检查机器性能完好	2	1	0	0
		备齐并检查用物	1	0	0	0
安全与舒适	8	环境清洁、光线明亮	2	1	0	0
		核对医嘱	3	2	1	0
		患者体位舒适、安全	3	2	1	0
操作过程	55	核对医嘱、治疗方法	4	3	2	1
		连接电源，加入蒸馏水至适宜位置	3	2	1	0
		加入药液到适宜位置，检查无漏水	5	4	3	2
		连接仪器符合要求，水槽及雾化药罐内无水不得开机	5	4	3	2
		指导患者使用超声雾化器正确的呼吸方法	5	4	3	2
		调节雾量大小适宜	8	6	4	2
		观察患者有无过敏症状，询问患者有无不适感觉	8	6	4	2
		操作完毕，撤下口含嘴或面罩，确认电源关闭	5	4	3	2
		清洁局部皮肤	2	1	0	0
		再次核对医嘱	5	4	3	2
		协助患者整理衣着并取舒适体位，整理床单位	3	2	1	0
		告知相关注意事项，酌情通风	2	1	0	0
操作后	5	整理用物，洗手	3	2	1	0
		记录，签名	2	1	0	0
评价	5	技术熟练、动作轻巧、人文关怀	5	4	3	2
理论提问	10	回答正确、全面	10	8	6	4

十、注意事项

（1）中药液应新鲜配制，并选用对黏膜无刺激性的药物。

（2）水槽和雾化罐中应加冷蒸馏水，禁忌用温水或热水。当水槽内温度超过 60℃时，应停机调换冷蒸馏水。

（3）水槽内无足够的冷水及雾化罐内无液体的情况下不得开机。

（4）患者有自发性气胸、咯血、严重心脑血管疾病及不能耐受此治疗的患者禁用本疗法。

（5）治疗过程中要随时注意观察患者的反应及机器运行情况。

（6）治疗过程中，患者如有不适或过敏等症状，应立即停止治疗并通知医生，配合处置。

十一、案例分享

1. 喘病

本病是一种常见的呼吸系统慢性炎症性疾病。其特征为持续或间歇性喘息、气急、胸闷、咳嗽等为主要症状。风寒湿热等外邪入侵均可诱发或加重本病。

（1）辨证施护：证属风寒束肺之证者，施以疏风散寒、宣肺止咳之法。

（2）中医护理适宜技术：中药超声雾化吸入技术。

（3）药物：麻黄 10g、桂枝 10g、杏仁 10g、甘草 10g，水煎后备用。

（4）操作：按中药超声雾化吸入技术操作步骤进行雾化吸入，每日 1 次，7 次为 1 个疗程（图 8-9）。

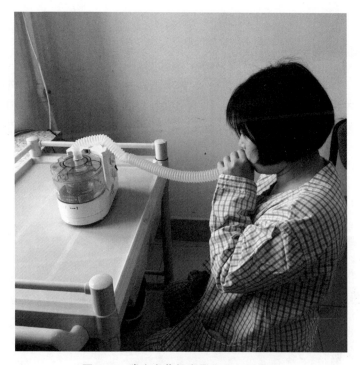

图 8-9　喘病中药超声雾化吸入示意图

2. 哮病

本病是一种常见的呼吸系统慢性炎症性疾病。其特征为持续或间歇气促喘息、咳嗽咳痰、胸闷等为主要症状。风寒湿热外邪入侵及饮食不当均可诱发或加重本病。

（1）辨证施护：证属肺脾气虚之证者，施以健脾、益气、化痰之法。

（2）中医护理适宜技术：中药超声雾化吸入技术。

（3）药物：黄芪 10g、党参 10g、杏仁 10g、白术 10g、甘草 10g，水煎后备用。

（4）操作：按中药超声雾化吸入技术操作步骤进行雾化吸入，每日 1 次，7 次为 1 个疗程。

第四节　中药灌肠技术

一、定义

中药灌肠技术，是在中医理论指导下选配中药煎煮并将药液自肛门灌入，保留在直肠或结肠内，通过肠黏膜吸收以达到清热解毒、软坚散结、通腑泄浊等目的的一种方法。

二、历史溯源

中药灌肠技术起源较早。早在东汉末年，张仲景所著《伤寒论·辨阳明病脉证并治》中记载"大猪胆汁一枚，泻汁，和少许醋，以灌谷道内，如一食顷，当大便出宿食恶物，甚效"，开创了中药肠道给药的先河。至今已发展应用多个临床科室。

三、适应范围

（1）水肿、癃闭、虚劳、黄疸等。
（2）发热、咳嗽、小儿高热惊厥、肺炎喘嗽等。
（3）带下病、妇人腹痛、癥瘕等。
（4）便秘、泄泻等。

四、禁忌证

（1）严重心脏病者。
（2）严重贫血者。
（3）严重痔疮、肛门疾患、肠道手术后、大便失禁及严重腹泻。
（4）女性月经期、早期妊娠者、产褥期。
（5）不明原因的急腹症、肠道出血者，精神障碍者慎用。

五、评估

（1）主要临床表现、既往史、有无过敏史。
（2）肛周皮肤有无破溃、疖肿、渗出等。
（3）排便情况及是否在月经期、妊娠期等。
（4）患者近期有无实施肛门、结肠、直肠等手术，有无大小便失禁。
（5）了解患者的病变部位，以便调整灌肠时的卧位及肛管插入的深度。

六、物品准备

（1）器具与材料：水温计、一次性灌肠袋、一次性弯盘、垫巾、一次性手套、一次性尿垫、纱布、量杯、臀垫、卫生纸等（图8-10）。

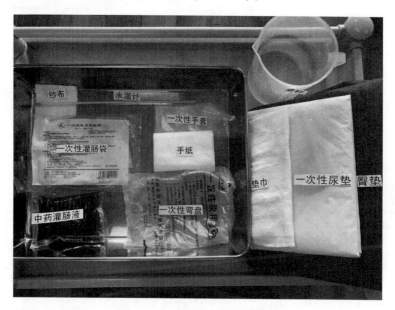

图8-10 中药灌肠技术所需备品

（2）药品：中药灌肠液（39℃~41℃）。

七、操作要点

（1）核对医嘱，评估患者，做好解释。

（2）备齐用物，环境准备。屏风遮挡，避风保暖，室内温度与湿度适宜。

（3）取侧卧位，使全身放松。

（4）垫臀垫，抬高臀部约10cm，铺一次性尿垫、垫巾，置弯盘、卫生纸于臀边；调整输液架高度。

（5）测量药液温度，将灌肠液倒入灌肠袋内，挂灌肠袋，戴手套，排气，润滑肛管。

（6）灌肠，固定肛管。观察患者面色、神志，询问患者有无不适。

（7）夹闭并拔除肛管，擦净肛门。

（8）记录时间，保留30分钟至1小时。

（9）协助患者整理衣物并取舒适体位，告知注意事项。

（10）核对医嘱，整理用物并记录。

（11）治疗时间及疗程：遵医嘱每日1次，10~14日为1个疗程。

八、操作流程

中药灌肠技术操作流程见图 8-11。

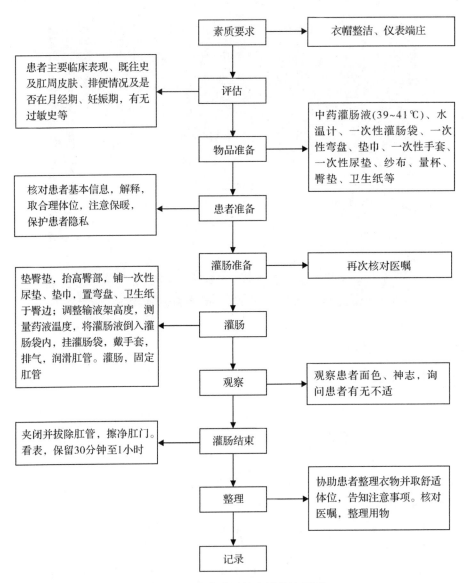

图 8-11 中药灌肠技术操作流程图

九、评分标准

中药灌肠技术操作考核评分标准见表 8-4。

表 8-4　中药灌肠技术操作考核评分标准

项目	总分	技术操作要求	评分等级			
			A	B	C	D
素质要求	2	仪表端庄，服装整洁	2	1	0	0
评估	10	患者主要临床表现、既往史及肛周皮肤，排便情况及是否在月经期、妊娠期，有无过敏史等	4	3	2	1
		解释操作目的及方法	3	2	1	0
		宣教内容正确	3	2	1	0
操作前准备	5	洗手，戴口罩	2	1	0	0
		备齐并检查用物	3	2	1	0
安全与舒适	8	环境清洁、光线明亮	2	1	0	0
		核对医嘱	3	2	1	0
		患者取合理、舒适、安全体位	3	2	1	0
操作过程	55	垫高臀部，调整输液架	4	3	2	1
		测量药液温度，挂袋排气	6	4	2	0
		核对医嘱	5	4	3	2
		灌肠，固定肛管	5	4	3	2
		观察并询问患者有无不适	5	4	3	2
		夹闭并拔除肛管，擦净肛门	4	3	2	1
		核对医嘱	5	4	3	2
		看表，保留药液	4	3	2	1
		灌肠期间，观察及时、准确	2	1	0	0
		灌肠完毕，撤出垫巾	5	4	3	2
		告知相关注意事项	5	4	3	2
		协助患者整理衣物、舒适体位、整理床单位	3	2	1	0
		再次核对医嘱	2	1	0	0
操作后	5	整理用物，洗手	3	2	1	0
		记录，签名	2	1	0	0
评价	5	技术熟练、动作轻巧、人文关怀	5	4	3	2
理论提问	10	回答正确、全面	10	8	6	4

十、注意事项

（1）应选择稍细的肛管插入，插管时动作轻柔，肛管插入肛门 15~20cm，避免损伤肠黏膜。灌肠压力宜低，药液液面距肛门为 30~40cm，滴速 60~80 滴/分，每次灌注量不超过 200mL。

（2）根据中药液的药性、作用以及患者的病情，调整药液的温度及保留时间。一般温度 39～41℃，过低可使肠蠕动加强，腹痛加剧；过高则引起肠黏膜烫伤或肠管扩张，产生强烈便意，致使药液在肠道内停留时间短，吸收少。清热泻火药温度可偏低。

（3）长期保留灌肠患者每日用温热水清洗并按摩肛周，外涂凡士林以保护肛周皮肤。

（4）在晚间睡前灌肠，灌肠后不再下床活动。药液灌注完毕后，协助患者取舒适卧位，并尽量保留药液 1 小时以上，以提高疗效。

（5）操作过程中询问患者的感受，并嘱患者深呼吸，可减轻便意，延长药液的保留时间。如患者出现脉搏细速、面色苍白、出冷汗、剧烈腹痛等症状立即停止灌肠并通知医师做好相应处理。

（6）操作完毕后，记录灌肠时间、保留时间及患者排便的情况。

十一、案例分析

1. 妇人腹痛

妇女不在行经、妊娠及产后期间发生小腹或少腹疼痛，甚则痛连腰骶者，称为"妇人腹痛"，亦称"妇人腹中痛"。本病相当于西医学的盆腔炎、子宫颈炎、子宫肥大症及盆腔瘀血症等引起的腹痛。

（1）辨证施护：证属湿热蕴结之证者，施以清热利湿、软坚散结之法。

（2）中医护理适宜技术：中药灌肠技术。

（3）药物：遵医嘱选黄连、黄芩、大黄各 10g，银花、败酱草、鬼针草、鱼腥草各 30g，野菊花 20g，浓煎成 100mL。

（4）操作：按中药灌肠技术操作步骤进行保留灌肠。每日 1 次。15 日为 1 个疗程。

2. 泄泻

本病是一种常见的胃肠道功能紊乱性疾病，其特征为持续或间歇发作的腹痛、腹胀，排便习惯改变和大便性状异常。情志、饮食、寒热、劳倦等因素均可诱发或加重本病。

（1）辨证施护：证属湿热下注之证者，施以清热利湿、健脾止泻之法。

（2）中医护理适宜技术：中药灌肠技术。

（3）药物：遵医嘱选葛根芩连汤，葛根 15g，黄芩 10g，黄连 10g，炙甘草 10g，浓煎成 100mL。

（4）操作：按中药灌肠技术操作步骤进行保留灌肠。每日 1 次。15 日为 1 个疗程（图 8-12）。

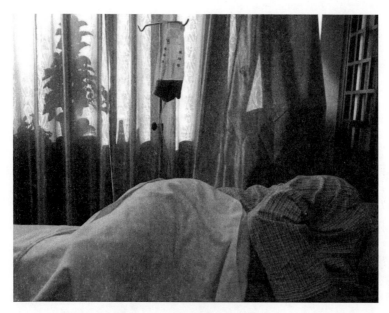

图 8-12 泄泻中药灌肠示意图

第五节　中药蜡疗技术

一、定义

中药蜡疗技术是利用加温后的石蜡作为导热体，将中药与之结合，敷于局部产生刺激或温热作用，以温通经络、行气活血、祛湿散寒、消肿止痛的一种方法。

二、历史溯源

蜡疗技术在我国有着悠久的历史，用于很多疾病的治疗。明代李时珍在《本草纲目》中曾有记载："用蜡二斤，于悉罗中熔，捏作一兜鍪，势可合脑大小，搭头致额，其病立止也。于破伤风湿，暴风身冷，脚上冻疮均有奇效。"我国在清代以前用的是黄蜡，黄蜡疗法最早见于《肘后备急方》。清代外科专家祁坤在《外科大成》一书中，对蜡疗技术的操作方法及适应证等方面进行了比较全面的载述。

三、适应范围

（1）痹证、寒证、风寒湿邪引起的疼痛等。
（2）肌肉、软组织损伤、外伤性滑囊、腱鞘炎等。
（3）妇女带下病症、慢性湿疮等。
（4）急性扭伤、挫伤等。

四、禁忌证

（1）体质衰弱者，如结核、恶性肿瘤、心肾功能衰竭等。
（2）有出血倾向者；对温热感觉障碍者。
（3）女性月经期、妊娠期以及婴幼儿。
（4）高热；急性化脓性炎症等。
（5）皮肤有创面或溃疡者慎用。

五、评估

（1）评估主要临床表现、既往史。
（2）对热、疼痛的耐受程度。
（3）局部皮肤有无破损、流液、红肿、渗出。

（4）是否空腹，在月经期、妊娠期。

（5）有无药物过敏史及皮肤过敏史，如皮肤划痕、胶布过敏等。

六、物品准备

（1）器具与材料：石蜡块、蜡袋、弹力绷带、清洁纱布、一次性治疗巾、智能蜡疗系统等（图8-13、图8-14）。

（2）药品：中药研末，摊在普通药膏中。

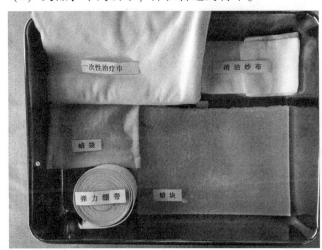 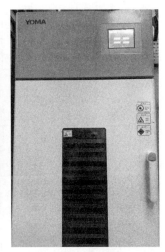

图8-13　中药蜡疗技术所需备品　　　图8-14　中药蜡疗技术所需备品

七、操作要点

（1）核对医嘱，评估患者，做好解释。

（2）备齐用物，环境准备。屏风遮挡，避风保暖，室内温度与湿度适宜。

（3）选取治疗部位，充分暴露蜡疗部位皮肤。

（4）将药膏敷于患处，并将蜡块放于蜡袋中置于药膏上，用手塑型使蜡块更贴服于治疗部位。

（5）等待片刻5~10分钟后，询问患者感觉，无不适后用绷带妥善固定蜡块。

（6）治疗结束后，将蜡块及药膏取下，清洁并评估皮肤有无破溃、发红等。

（7）治疗时间及疗程：根据病情，蜡疗每日1~3次，治疗时间为30~60分钟。10~15次为1个疗程。

八、操作流程

中药蜡疗技术操作流程见图 8-15。

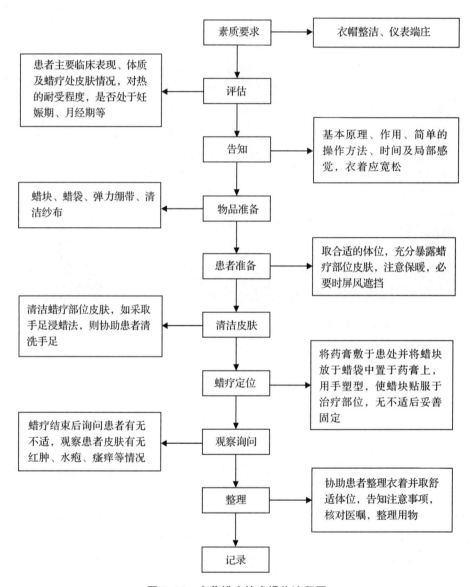

图 8-15 中药蜡疗技术操作流程图

九、评分标准

中药蜡疗技术操作考核评分标准见表8-5。

表8-5　中药蜡疗技术操作考核评分标准

项目	总分	技术操作要求	评分等级			
			A	B	C	D
素质要求	2	仪表端庄，服装整洁	2	1	0	0
评估	10	患者主要临床表现及蜡疗部位皮肤情况，对热的耐受程度等	4	3	2	1
		解释操作目的及方法	3	2	1	0
		宣教内容正确	3	2	1	0
操作前准备	5	洗手，戴口罩	2	1	0	0
		取出蜡块，备用	2	1	0	0
		备齐并检查用物	1	0	0	0
安全与舒适	8	环境清洁、光线明亮	2	1	0	0
		核对医嘱	3	2	1	0
		患者体位舒适、安全	3	2	1	0
操作过程	55	核对医嘱、蜡疗部位及方法	4	3	2	1
		放置一次性治疗巾于治疗部位	3	2	1	0
		将药膏敷于患处，并将蜡块放于蜡袋内置于药膏上，用手塑型使蜡块贴服于治疗部位皮肤	5	4	3	2
		用绷带妥善固定蜡块	5	4	3	2
		记录开始时间	5	4	3	2
		核对医嘱	8	6	4	2
		蜡疗30分钟后，去蜡，核对医嘱	8	6	4	2
		清洁蜡疗部位皮肤，评估皮肤情况，发现异常及时处理	5	4	3	2
		洗手，摘口罩	2	1	0	0
		告知相关注意事项，酌情通风	5	4	3	2
		协助患者整理衣着并取舒适体位，整理床单位	3	2	1	0
		再次核对医嘱	2	1	0	0
操作后	5	整理用物，洗手	3	2	1	0
		记录，签名	2	1	0	0
评价	5	技术熟练、动作轻巧、人文关怀	5	4	3	2
理论提问	10	回答正确、全面	10	8	6	4

第六节　中药离子导入技术

一、定义

中药离子导入技术是以中医药基础理论为指导，通过直流电将中药离子经皮肤或黏膜直接靶位于病变组织，达到疏通经络、调和气血、祛风散寒、扶正驱邪、平衡阴阳之功效，以使药物与穴位得到双重治疗效应的一种方法。

二、历史溯源

中药离子导入技术于 1959 年为我国针灸界首创。1976 年后，本疗法在全国推广，出现了半导体化的药物离子透入仪。近年来又出现了用专病命名的中草药离子透入仪，如骨质增生治疗仪等，更丰富了对某些疾病的治疗手段。

三、适应范围

（1）项痹、膝痹、骨痹等。
（2）带下证等。

四、禁忌证

（1）高热、恶病质。
（2）皮肤过敏者、患有皮肤病、各种急性传染病、危重病、严重心脏病。
（3）出血性疾病。
（4）女性患者妊娠期、月经期。
（5）急性抽搐、躁动。
（6）局部皮肤有炎症、红肿、创伤、溃疡、破溃、皮肤化脓感染、紫癜和瘢痕处。
（7）治疗部位有金属异物，带有心脏起搏器，对直流电不能耐受。

五、评估

（1）主要临床表现、既往史、有无药物过敏史、皮肤过敏史。
（2）患者目前心理状态，配合程度。
（3）患者超声导入部位皮肤情况及体内是否有金属内置物及置入部位。
（4）女性患者是否在月经期、妊娠期。
（5）药物属性与作用。

六、物品准备

（1）器具与材料：治疗碗、水温计、一次性手套、衬垫、沙包（绷带）、纱布、一次性治疗单、中药离子导入仪等（图 8-16、图 8-17）。

（2）药品：中药适量。

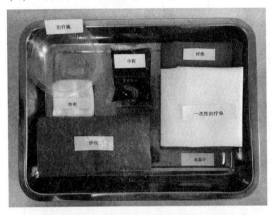 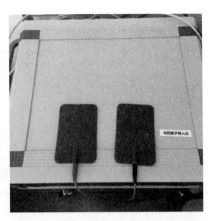

图 8-16　中药离子导入技术所需备品　　图 8-17　中药离子导入技术所需备品

七、操作要点

（1）核对医嘱，评估患者，做好解释。

（2）备齐用物，环境准备，关闭门窗、注意保暖，保持室内温度与湿度适宜。

（3）选取患者舒适并能够充分暴露取穴部位皮肤的体位，如坐位、仰卧位、侧卧位等。

（4）连接电源及电机输出线，检查仪器性能。

（5）测量药液温度，戴一次性手套，将 2 块棉衬套浸入加热至 38～42℃中药液中，取出棉衬套拧至不滴水。

（6）将正负电极板正确放入衬套内，平置于治疗部位，覆盖隔水布，用绷带（松紧搭扣）或沙包固定。启动输出，从低到高缓慢调节电流强度，询问患者感受至耐受为宜，观察仪器运行情况，随时观察及询问患者感受，及时调节电流强度。

（7）告知患者治疗时相关注意事项，如有不适及时通知护士。协助患者取舒适体位，注意保暖。

（8）时间为 20～30 分钟，治疗完毕取下电极板，擦干皮肤，关闭电源。协助患者取舒适体位，整理床单位。

（9）观察局部皮肤情况并询问患者有无不适的症状。

（10）治疗时间与疗程：遵医嘱隔日治疗 1 次，10 次为 1 个疗程，治疗满 1 个疗程后评定疗效。体形胖、体质壮者可酌情增加次数至 10 次为 1 个疗程。

八、操作流程

中药离子导入技术操作流程见图 8-18。

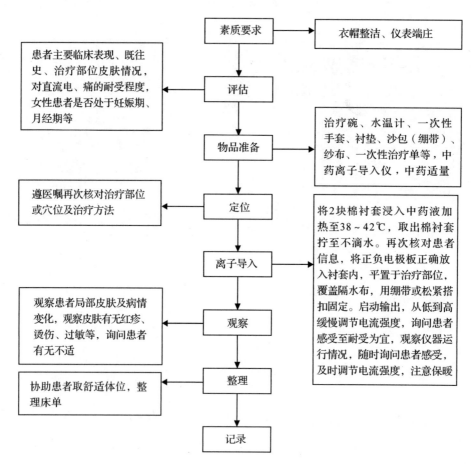

图 8-18 中药离子导入技术操作流程图

九、评分标准

中药离子导入技术操作考核评分标准见表 8-6。

表 8-6 中药离子导入技术操作考核评分标准

项目	总分	技术操作要求	评分等级			
			A	B	C	D
素质要求	2	仪表端庄,服装整洁	2	1	0	0
评估	10	主要临床表现、既往史、施灸部位皮肤情况,对热、痛的耐受程度等	4	3	2	1
		解释操作目的及方法	3	2	1	0
		宣教内容正确	3	2	1	0

项目	总分	技术操作要求	评分等级			
			A	B	C	D
操作前准备	5	洗手，戴口罩	2	1	0	0
		药液温度适宜	2	1	0	0
		备齐并检查用物	1	0	0	0
安全与舒适	8	环境清洁、光线明亮	2	1	0	0
		核对医嘱	3	2	1	0
		患者体位舒适、安全	3	2	1	0
操作过程	55	核对医嘱、穴位及治疗方法	4	3	2	1
		常规消毒，面积符合要求	3	2	1	0
		将2块棉衬套浸入中药液加热至38~42℃，温度符合要求	5	4	3	2
		取出棉衬套拧至不滴水	5	4	3	2
		电极板放置符合要求	5	4	3	2
		电极板不可裸露、衬套平整，固定牢固	8	6	4	2
		观察局部皮肤及病情，询问患者有无不适	8	6	4	2
		治疗完毕完毕，确认电源关闭，撤下电极板	5	4	3	2
		清洁局部皮肤，观察皮肤情况	2	1	0	0
		协助患者整理衣着并取舒适体位，整理床单位	5	4	3	2
		告知相关注意事项，酌情通风	3	2	1	0
		再次核对医嘱	2	1	0	0
操作后	5	整理用物，洗手	3	2	1	0
		记录，签名	2	1	0	0
评价	5	技术熟练、动作轻巧、人文关怀	5	4	3	2
理论提问	10	回答正确、全面	10	8	6	4

十、注意事项

（1）治疗部位有金属异物者、带有心脏起搏器者慎用此治疗方法。

（2）衬垫须有标识，正负极要分开，同一输出线的两个电极不可分别放置于两侧肢体。要求一个衬垫供一种药物使用，用后及时以清水（不含任何洗涤剂）洗净，防止寄生残留或离子互相沾染，消毒备用。

（3）注意电流应由小逐渐增至所需量，以免患者有电击感。电极板不能直接接触皮肤，必须安放在衬垫上。治疗时要防止电板滑出衬垫灼伤皮肤。

（4）治疗时注意遮挡保护隐私，注意保暖。

（5）治疗过程中注意观察患者的反应及机器运行情况。

（6）治疗部位皮肤出现红疹、疼痛、水疱等，应立即停止治疗并通知医生，配合处置。

十一、案例分享

1. 痹证

本病是常见的关节类疾病，其特征为持续性或间歇性发作的关节肿胀、疼痛，风、寒、湿、热等外邪入侵均可诱发或加重本病。

（1）辨证施护：证属寒湿痹阻之证者，予以温经散寒，除湿通络之法。

（2）中医护理适宜技术：中药离子导入技术。

（3）药物：蜀椒 10g，防风 10g，水煎。

（4）操作：按中医超声离子导入操作步骤进行。每周 3 次，1 个月为 1 个疗程（图8-19）。

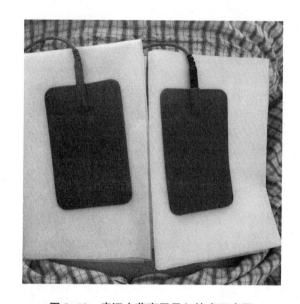

图 8-19　痹证中药离子导入技术示意图

2. 带下证

本病是一种常见的盆腔炎性疾病，性生殖器官、子宫周围结缔组织及盆腔腹膜的炎症。脾虚湿热、寒湿困脾而至冲任不顾、带脉失约等均可诱发或加重本病。

（1）辨证施护：证属寒湿瘀滞之证者，予以去寒除湿、化瘀止痛之法。

（2）中医护理适宜技术：中药离子导入技术。

（3）药物：三七 10g，红花 10g，干姜 10g，水煎。

（4）操作：按中医超声离子导入技术操作步骤进行。每周 3 次，1 个月为 1 个疗程（图 8-20）。

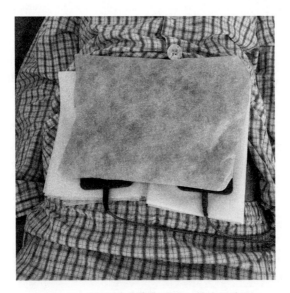

图 8-20　带下证中药离子导入技术示意图